JN449035

바디워커를 위한

부항요법

실용지침서

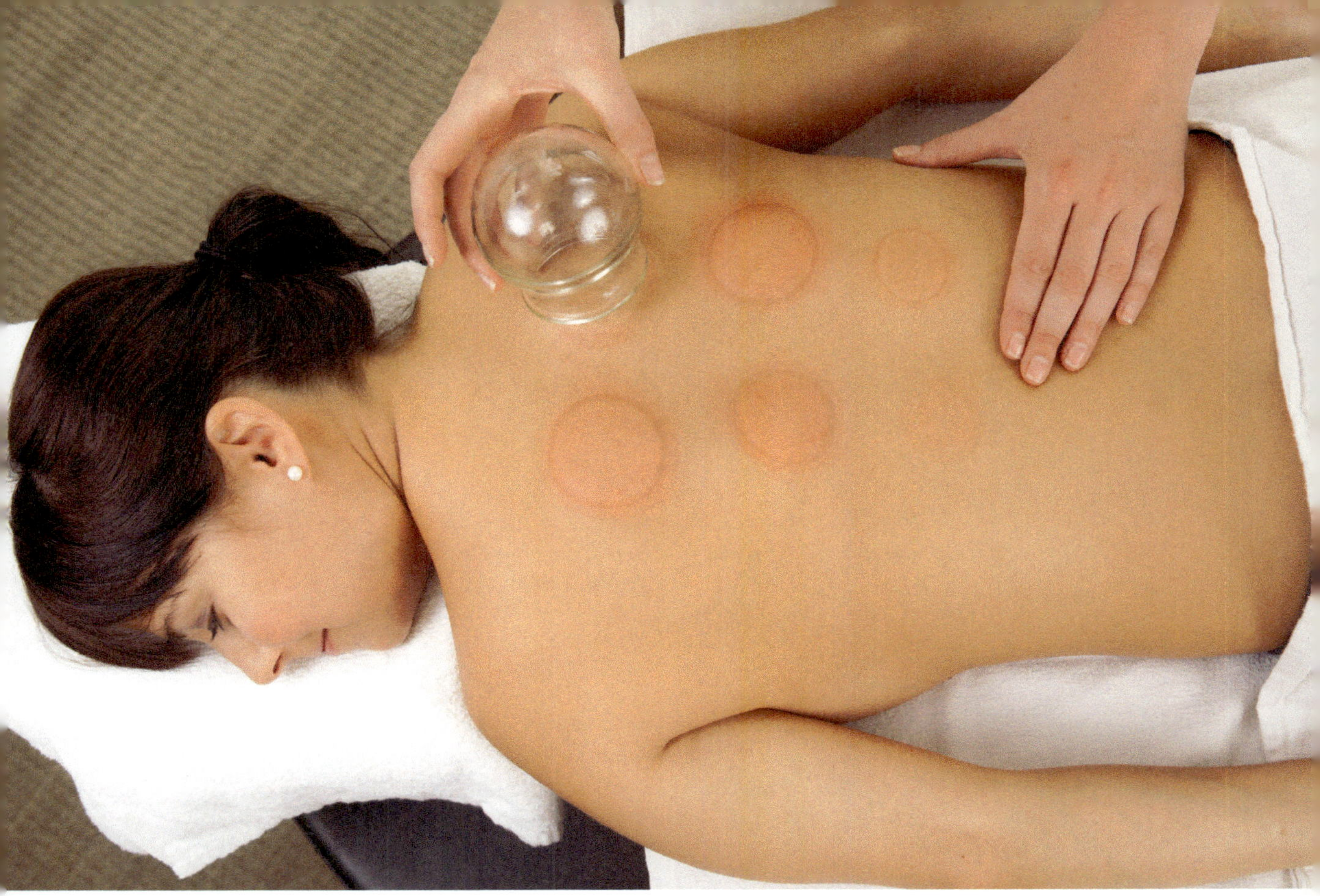

바디워커를 위한

부항요법 실용지침서

CUPPING THERAPY FOR BODYWORKERS
A PRACTICAL MANUAL

저자 ILKAY ZIHNI CHIRALI
대표역자 양기영

SINGING DRAGON
LONDON AND PHILADELPHIA

도서출판 한미의학

of related interest

Dry Needling for Manual Therapists
Points, Techniques and Treatments, Including Electroacupuncture and Advanced Tendon Techniques
Giles Gyer, Jimmy Michael and Ben Tolson
ISBN 978 1 84819 255 3
eISBN 978 0 85701 202 9

Using the Bowen Technique to Address Complex and Common Conditions
John Wilks and Isobel Knight
ISBN 978 1 84819 167 9
eISBN 978 0 85701 129 9

BodyMindCORE Work for the Movement Therapist
Leading Clients to CORE Breath and Awareness
Noah Karrasch with Robert White and Elizabeth Buri
ISBN 978 1 84819 338 3
eISBN 978 0 85701 295 1

이 책을

Chane, Ilkay, Yasmi에게

바친다.

ISBN: 978 1 84819 357 4
eISBN 978 0 85701 316 3

바디워커를 위한

부항요법
실용지침서

초판 1쇄 발행 2024년 5월 10일

지은이 Ilkay Zihni Chirali
옮긴이 양기영 외
펴낸이 이광재
펴낸곳 도서출판 한미의학(2024 Printed in Korea)

책임편집 서영주
본문편집 오인택
책임교정 이순례
마 케 팅 이종희
경영지원 이종희, 박희숙

출판등록 1999년 7월 13일 제22-1586호
주소 서울시 마포구 동교로23길36 리앤리빌딩
전화 02-336-3477
팩스 02-336-6762
메일 k_medical@hanmail.net
www.hanmibook.co.kr

ISBN 979-11-90322-66-9 93510
정가 30,000원

감사의 말씀

저를 믿어 주신 모든 환자분들과 이 책의 완성도를 높이기 위하여 소중한 시간을 내어 사진 촬영에 자원해 주신 모든 분들(Lisa Lewis, Hailey Westerman, Asim Dilaver, Maria Daly , Ilkay 및 Yasmin Hamit, Eddie 및 Nina Ertan)께 감사의 인사를 전한다. 이 책을 쓰는 동안 많은 날들의 외로운 밤을 견뎌낸 나의 아내 Emine에게도 고마운 마음을 전한다.

아울러 Singing Dragon 출판팀, 특히 이 책을 쓰도록 격려해 주신 수석 편집장 Claire Wilson에게 진심으로 감사를 드린다.

Ilkay Zihni Chirali, 2018

역자 서문

코로나19 팬데믹은 우리에게 스스로 건강을 유지하는 것이 중요하다는 것을 다시금 일깨워 주었다. 부항요법으로 자신의 건강을 관리하는 사람들의 수가 늘면서 스포츠 선수들의 부항 자국이 낯설지 않고, 자신의 치료를 나타내는 부항 자국을 드러내는 것이 부끄럽지 않은 시대가 되었다.

이러한 시대의 흐름에 따라 《바디워커를 위한 부항요법 실용지침서(Cupping Therapy for Bodyworkers A Practical Manual)》를 번역하여 출간하게 되었다. 이 책은 앞서 번역하여 한의학계와 일반인 독자들로부터 많은 호응을 받았던 《부항요법(Traditional Chinese Medicine Cupping Therapy)》의 후속으로 40년 이상의 경력을 가진 부항요법의 전문가 Ilkay Zihni Chirali가 바디워커(Bodyworker)를 대상으로 쓴 책이다. 이름도 생소한 '바디워커'는 몸이 올바르게 기능할 수 있도록 인체의 구조를 조정하고, 바른 자세와 균형을 회복하며 신체기능을 개선시키는 작업(Bodywork)을 하는 사람으로 스포츠 물리치료사, 마사지사, 미용관리사와 같은 전문치료사들이 해당될 수 있겠지만, 전문치료는 아니더라도 일상에서 실행하고 있는 크고 작은 치유행위를 바디워크의 영역에 포함시킨다면 자신의 건강을 관리하는 사람들은 모두 바디워커라고 할 수 있겠다.

저자는 한의학 지식이 없는 바디워커들을 위해 부항에 대한 풍부한 정보를 제공하여 안전하게 부항을 시술할 수 있도록 이 책을 저술했다고 한다. 하지만, 이 책은 부항에 대한 안전 정보뿐만 아니라 다양한 부항 시술 기법과 최적의 사용법을 제공하기 때문에 한의학 지식을 가진 전문가들에게도 유용한 책이 될 수 있겠다는 생각에 번역을 하게 되었다. 첫 번째 책 《부항요법》의 번역이 부항요법에 대한 이론적인 기반을 다지는 기회였다면, 두 번째 책 《바디워커를 위한 부항요법 실용지침서》의 번역은 저자와 나란히 걸으면서 부항요법의 실제에 대해 진심어린 조언을 듣는 기회가 될 수 있었다.

흔치 않게 서양의 부항요법과 한의학의 부항요법을 함께 연구한 저자는 침과 뜸처럼 부항에도 변증과 보사법이 필요하다고 설명하였다. 부항을 시술할 때는 반드시 환자의 허실에 따라 보법과 사법으로 조절해야 하고, 한열에 따라 온부항과 냉부항으로 다르게 시술해야 한다는 것인데, 부항요법을 한의학에서 꽃피울 수 있는 아주 중요한 내용이라고 생각한다.

이 책으로 부항요법을 공부한 독자들이 저자의 가르침을 따라 안전하게 부항을 시술하면서 다양한 부항 시술 기법과 보법과 사법을 구현하여 침과 뜸 못지않은 치료 효과를 얻을 수 있기를 진심으로 바란다.

이 책의 번역에 참여해 주신 부산대학교한방병원 침구의학과 교수님, 전공의 선생님, 연구원 선생님들께 깊은 감사의 말씀을 드린다.

2024년 4월
양기영

일러두기

- 본 번역서의 내용 중 일부는 국내 의료 현실과 차이가 있거나 역자들의 견해와 다를 수 있다.
- 'Traditional Chinese Medicine'은 역자의 판단으로 적절하게 '한의학' 또는 '중의학'으로 번역하였다.
- 외래어는 가급적 한글로 번역하였으나, 인명 표기는 발음의 차이를 고려하여 원문 그대로 표기하였다.
- 한의학용어가 영어로 해석된 경우에는 그대로 직역하기보다는 원래의 한의학용어로 번역하였다.
- 해부학용어를 비롯한 의학용어는 최신의 의학용어를 우선 사용하였고 필요한 경우 병기하였다.

역자 소개

부산대학교한방병원 침구의학과

교수	**이병렬**	한의학박사, 침구과 전문의	부산대학교 한의학전문대학원 침구의학과 명예교수
	양기영	한의학박사, 침구과 전문의	부산대학교 한의학전문대학원 침구의학과 교수
	김은석	한의학박사, 침구과 전문의	부산대학교 한의학전문대학원 침구의학과 부교수
	오유나	한의학박사, 침구과 전문의	부산대학교 한의학전문대학원 침구의학과 조교수
	김연학	한의학박사수료. 침구과 전문의| 부산대학교 한의학전문대학원 침구의학과 겸임교수
전공의	**김지훈**	한의학박사과정	부산대학교한방병원 침구의학과 전공의
	이태욱	한의학박사과정	부산대학교한방병원 침구의학과 전공의
	안수광	한의학박사과정	부산대학교한방병원 침구의학과 전공의
연구원	**박효성**	한의학박사수료	효성한의원 원장

목차

서문

수세기에 걸쳐 부항요법은 한의학에서 중요하고 효과적인 방법으로 인정받아 왔다[1]. 수천 년에 걸쳐 전 세계의 다양한 문화권에서 고혈압, 감기, 근골격계 질환, 감염 부위의 고름 제거 등 다양한 질병 치료에 활용되었다. 오늘날까지도 부항은 하맘(튀르키예식 목욕탕)과 같은 곳에서 전통적인 이완 치료법으로 사용되며, 관절과 근육의 통증 및 경직 치료에도 활용되고 있다.

부항요법의 부활

할리우드 유명배우 기네스 펠트로, 축구 선수 데이비드 베컴, 그리고 2016년 리우 올림픽에서 활약한 수영 선수 마이클 펠프스 등 세계적으로 유명한 인물들이 부항 시술로 인한 자국을 공개하면서 큰 주목을 받았다. 이러한 모습은 특히 운동 선수들, 마사지사, 미용관리사 등 많은 이들 사이에서 오랜 역사를 지닌 부항요법에 대한 관심을 새롭게 일으키는 데 기여하였다. 이는 부항요법의 치료 효과에 대한 인식을 넓히는 중요한 계기가 되었다.

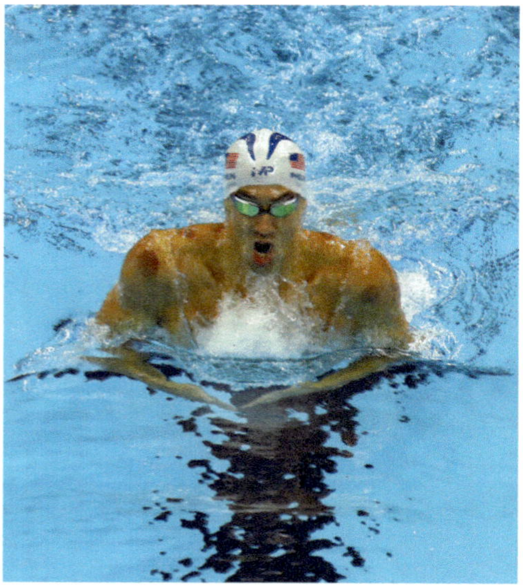

그림 P.1: 리우 올림픽에 참가한 Michael Phelps의 부항 자국

1 부산대학교한방병원 침구의학과. 부항요법, 3판. 도서출판 한미의학. 2021.
Chirali, I.Z. (2014) *Traditional Chinese Medicine Cupping Therapy*, 3rd edition. Edinburgh: Churchill Livingstone.

부항요법에 대한 사람들의 관심이 높아지면서 의료 자격을 갖춘 전문가들이 부항 시술을 제공하기 시작하였다. 그러나 의료 자격이 없는 이들도 부항요법을 시술하게 되어 다양한 장소에서 심지어 식탁에서까지 부항을 하는 상황에 이르렀다. 저자는 부항요법의 치료 전문가이자 교육자로서 '안전한 부항 시술'이 주요 관심사 중 하나가 되었다. 최근 몇 년 동안 영국에서 잘못된 부항요법으로 인한 과실 소송의 증인으로 참여해 달라는 요청을 여러 번 받았다. 이 책이 부항요법 치료사들에게 명확하고 포괄적인 지침서가 되어 안전한 부항 시술에 기여하기를 진심으로 바란다.

제 1 장

부항의 간략한 역사

A BRIEF HISTORY OF CUPPING

개인적인 여정 A personal journey

저자는 키프로스의 파포스 근처 렘바(Çirali) 마을에서 태어났다. 그곳에서 부항은 튀르키예인과 그리스인 모두에 의해 실행되었던 전통적인 키프로스 민간의학의 일부였다. 마을 사람들에 따르면, 지난 200~300년 동안의 전통 요법은 감기와 기침에는 부항을 사용하고, 그 외의 다른 모든 질환에는 대마차(Hemp Tea)를 마시는 것이었다.

저자는 어릴 때부터 부항 치료를 경험했으며 오늘날까지 이어지고 있다. 1980년 무렵에 호주 멜버른에서 한의학을 공부하던 중 운이 좋게도 열정적인 부항요법 전문가 선생님을 만나게 되었다. 그분이 운영하는 한의학 아카데미/클리닉에서의 침술 수업 말미에는 대부분 부항요법과 추나의 내용이 있었다. 이후에 저자는 대학에서 신입생들에게 부항요법을 가르치기 시작하였다. 저자는 헌신적인 부항요법 전문가이자 강사로 앞으로도 그 역할을 계속할 예정이다. 35년이 넘는 시간 동안 임상과 비임상 환경에서 남녀노소 다양한 사람들이 부항요법을 통하여 얻는 효과를 직접 보았다. 특히 감기, 천식, 통증, 그리고 다양한 근육 질환에 효과적이라는 것을 경험하였다.

역사적 사실 Historical facts

부항은 훌륭한 치료 기구로써 수천 년 동안 다양한 전통의학 치료사들에 의해 활용되어 왔다. 부항요법은 특정 국가나 전통에만 국한되지 않고 광범위한 지역에서 시술되어 온 보편적인 방법이다. 키프로스의 따뜻한 지중해 마을에서부터 스웨덴의 추운 지역, 남아메리카의 외진 지역에서 영국의 현대적인 도시에 이르기까지 부항은 익숙하지만 종종 잊혀진 '유행을 벗어난' 의료 행위로 여겨지고 있다. 이집트 룩소르의 한 신전 벽에 다른 의료 도구들과 함께 부항의 조각이 명확하게 새겨져 있는 것을 보더라도 고대 이집트 의사들(기원전 3150년경)이 열정적인 부항치료사였음을 알 수 있다. 전통적인 유대교와 이슬람(Hejama) 의학에서도 수 세기 동안 부항요법이 광범위하게 연구되고 시행되었다. 현대의학의 창시자로 여겨지는 히포크라테스(기원전 400년)는 그의 교육에서 부항요법을 적극적으로 지지하고 제자들에게 가르쳤다. 고대 그리스인들과 후대의 오스만 투르크인들은 전통적인 튀르키예식 하맘에서 부항 시술을 경험한 후 유럽 대륙 대부분 지역에 이를 소개하였다. 부항은 17~19세기까지 미국과 영국을 비롯한 유럽 전역의 병원에서 널리 사용되었다.[1]

한의사들은 전통적인 부항요법을 보존하고 오늘날의 부항 지식을 전달하는데 성공한 진정한 주역들이다. 고대의 부항 장비는 동물 뿔, 점토 컵, 대나무 부항(아직도 극동 국가들에서 널리 사용됨) 및 도자기 부항 등으로 구성되었다. 유리 부항은 기원전 1,500년경부터 고대 이집트인들에 의해 처음으로 사용되었다고 알려져 있다. 지금도 극동 국가에서는 특히 침술과 마사지 치료 기간 중에 부항요법이 널리 시행되고 있다. 19세기 초에는 미국과 유럽의 제조업체들이 주도해 다양하고 정교한 수동 및 기계식 부항 기구를 개발하였다.

현대의 부항요법 Contemporary cupping therapy

이 책을 집필하고 있는 이 순간에도 부항요법은 임상 현장에서 널리 활용되며, 그 오랜 역사를 증명하고 있다!

1 부산대학교한방병원 침구의학과. 부항요법. 3판. 도서출판 한미의학. 2021.
Chirali, I.Z. (2014) *Traditional Chinese Medicine Cupping Therapy*, 3rd edition. Edinburgh: Churchill Livingstone.

부항요법은 이제 침구치료사만의 독점적인 영역이 아니다. 실제로, 많은 보건의료 직종에서 실시되며 더욱 광범위하고 세밀한 치료 방법으로 발전해 왔다. '부항요법 실용지침서[바디워커를 위한 부항요법]'는 스포츠 물리치료사, 마사지사, 미용관리사와 같은 한의학 전문가가 아닌 실무자를 위해 구성되었다. 또한 이 책은 자가 부항 시술에 대한 지침을 제공하고 있다. 이 책을 집필한 목적은 내 50년간의 부항요법에 대한 경험을 공유하고, 각 분야에서 활동하는 실무자들이 부항을 안전하고 효과적으로 사용할 수 있도록 돕기 위해 부항 시술에 대하여 명확하고 실용적이며 상세한 안내를 제공하는 것이다.

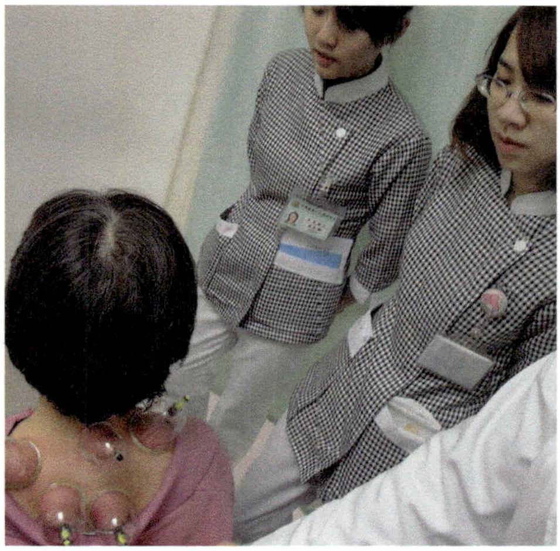

그림 1.1: 대만 타이중에 있는 중의대에서 부항요법 실습을 지도하는 중의사들

제 2 장

부항요법의 역학

The Mechanics of Cupping Therapy

부항은 어떻게 작용하는가? How does cupping work?

부항은 진공의 힘(흡인력)을 통해 작동한다. 이것은 부항 내부에 불꽃을 넣거나(전 세계 한의학 클리닉에서 가장 널리 사용되는 방법) 부항 안의 공기를 수동으로 빼내어 만들어진다(**그림 2.1, 2.2**). 목표는 부항 안에 *조절된(controlled)* 진공을 만드는 것이다. 결과적으로 혈관, 분비선, 신경, 근육, 인대, 힘줄을 감싸는 피부 및 근막이 중력 반대 방향으로 들어올려져 부항 쪽으로 흡인되며, 이로 인해 국소적 근막 감압이 발생한다. 치료 중 진공의 정도와 강도를 조절해야 하는 필요성을 강조하기 위해 '*조절된(controlled)*'이라는 단어를 이탤릭체로 표시했다. 부항요법의 이러한 특징은 다음 장에서 계속 논의될 것이다. 부항 내부의 흡인력에 의해 피부 표면이 당겨져 올라가며 신체의 표피층과 심층의 근막 모두에 직접적인 영향을 미친다. 이것은 혈액과 체액 순환의 증가, 신진대사율의 증가 등 세포, 에너지 및 신체적 조정으로 이어진다. 저자는 부항의 흡인력과 미세 순환의 증가에 의해 인체의 자가 치유 메커니즘이 일어난다고 생각한다.

그림 2.1: 불꽃을 이용하여 흡인력 형성하기(화관법)

그림 2.2: 권총형 펌프 부항 기구를 사용하여 수동으로 진공 만들기

권총형 펌프를 한 번 당기면 저강도의 흡인력이 생성되고, 두 번 당기면 중강도의 흡인력이, 세 번 당기면 고강도의 흡인력이 생긴다.

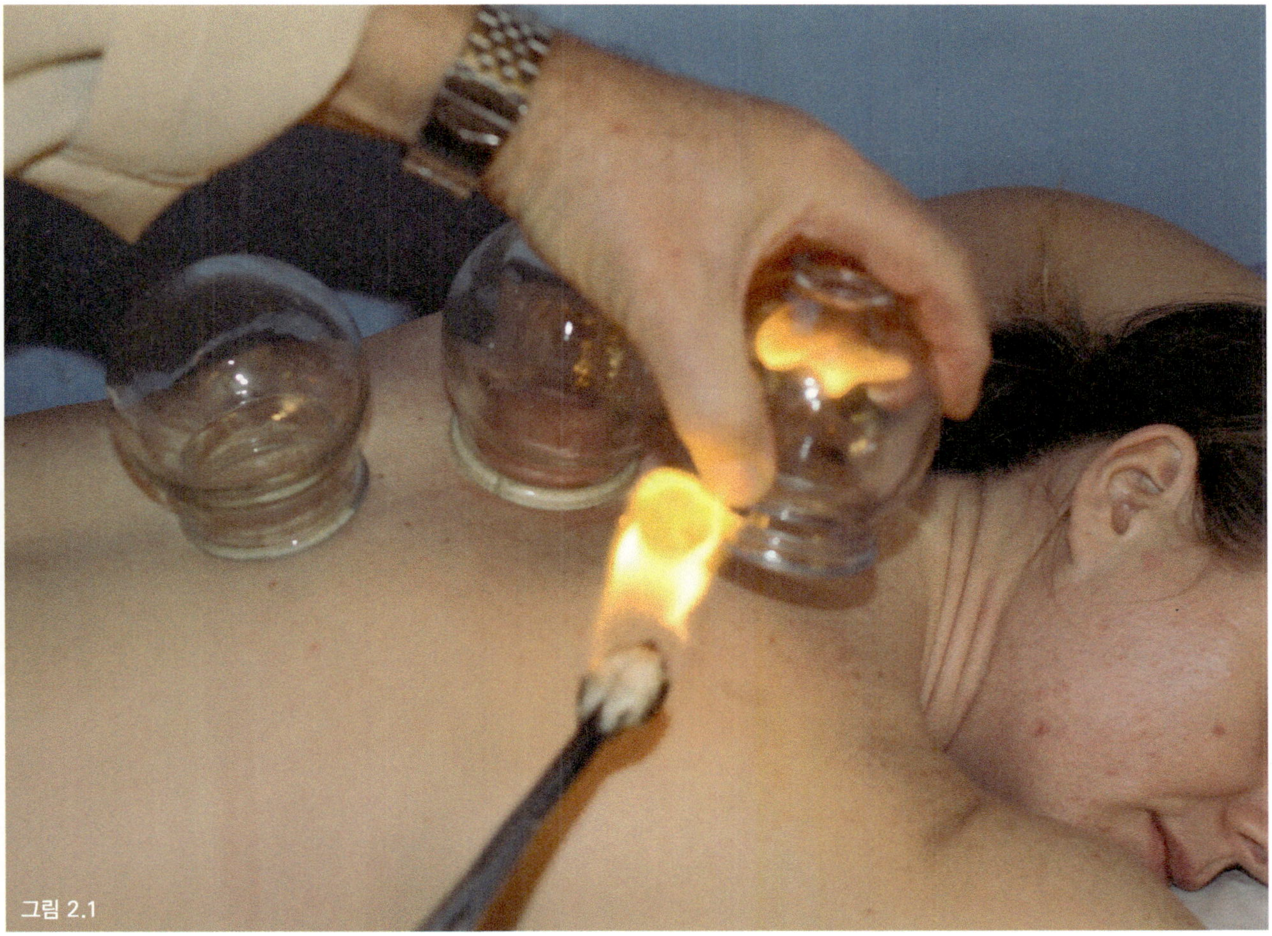
그림 2.1

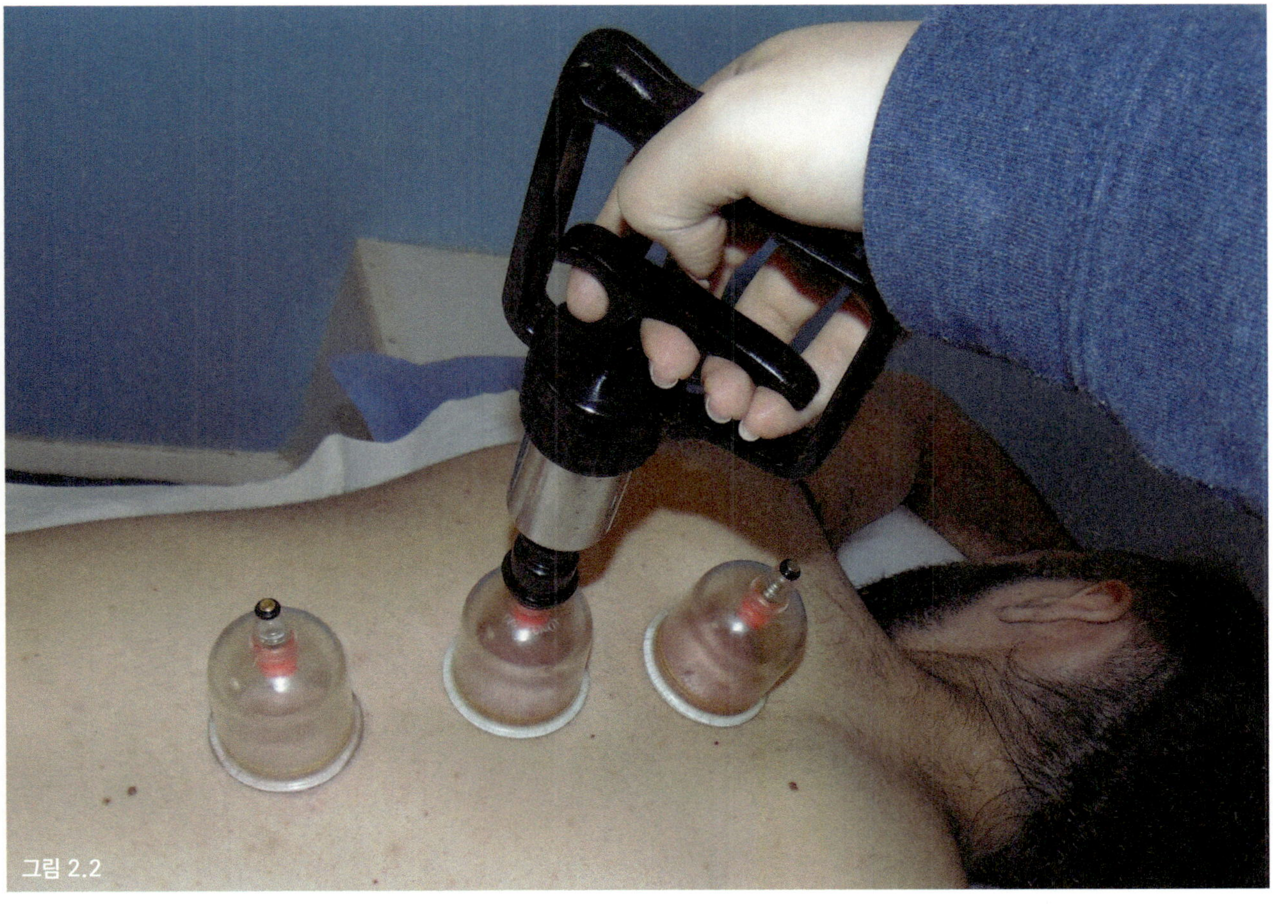
그림 2.2

부항의 강도 Cupping intensity

부항에서 공기가 빠져나가고 나면 진공 상태의 부항이 만들어내는 흡인력은 매우 강력하다. 부항을 시술하는 동안에는 어떤 형태의 피부 손상도 피하는 것이 중요하다.

그림 2.3: 저강도 부항법
피부에 최소의 흡인력 생성

그림 2.4: 중강도 부항법
피부에 적당한 흡인력 생성

- **저강도 부항법**은 흡인 강도가 매우 약해 부항이 피부 표면에서 쉽게 움직이거나 미끄러질 수 있다. 이 방법은 피부에 큰 자국을 남기지 않는다. 초기 상담 시 또는 첫 방문 때 저강도 부항법을 사용하는 것을 추천한다. 이는 피부에 안전한 부항 시술 방법이다(**그림 2.3**).

- **중강도 부항법**은 흡인력이 더 강해 부항 자국이 최대 10일 동안 피부에 남을 수 있다. 이 방법에서는 부항을 피부 표면에서 움직이거나 미끄러지게 하려면 적절한 힘이 필요하다. 중강도 부항법은 가장 널리 사용되며 부항마사지를 할 때 자주 사용된다(**그림 2.4**).

- **고강도 부항법**은 흡인력이 매우 강하다(**그림 2.5**). 이 방법에서는 피부와 근막이 부항 쪽으로 매우 강하게 당겨진다. 피부 표면 위에서 부항을 움직이거나 밀어내는 것은 거의 불가능하며, 시도하는 것 자체를 삼가야 한다. 이 방법은 유관법으로만 시행되며, 동일한 해부학적 위치에서 최소 3회의 저강도 또는 중강도 부항을 시술한 후에만 실시해야 한다. 고강도 부항법을 사용할 경우 부항 자국은 거의 피할 수 없으며 최대 3주까지 지속될 수 있다(**그림 2.6**).

부항요법의 이점 Benefits of cupping therapy

피부 Skin

피부의 영양과 활력 측면에서 볼 때 부항마사지는 아마도 가장 효과적인 자연요법 중 하나일 것이다. 그 이유는 다음과 같다. 우리 몸의 가장 큰 기관인 피부는 부항요법의 효과가 가장 빨리 나타나는 첫 번째 대상이다. 피부는 부항과의 초기 접촉이 이루어지고 자극이 전달되기 시작하는 첫 단계이다. 부항을 시술하는 동안 부항과 피부는 하나의 단위로 작용하며 서로 영향을 주고받는다. 시술 전, 중, 후의 피부 상태 변화를 통해 우리는 다양한 피드백을 얻을 수 있다. 시술 중 피부의 반응(색깔 변화, 조임이나 느슨함, 근육 긴장, 결절, 통증, 뻣뻣함, 오한, 열감, 땀, 건조함, 덩어리, 혹, 흉터, 가려움증, 이완 등)은 피부 표면을 가볍게 만지는 것만으로도 느낄 수 있는 상태들이다. 또한 질병과 치료의 증상이 모두 피부를

[건강] 치료하지 못할 병은 없다

하영빈 | 지식과감성 | 2017.11.20 |
12,000원

재고 : 없음 (*재고는 실시간으로 변경)
품절된 상품으로 서가 위치를 안내하지 않습니다.

ISBN 9791159619106

훼손 되었을 경우 또는 20만원 이하의 상품인 경우에 철회될 수 없다.

제4조 **(회원의 항변권)** 할부구매에 대한 분쟁에 있어 할부거래에 관한법률 제12조 제1항에서 정한 요건에 해당하는 경우 회원은 신용제공자에게 분쟁의 해결을 요청하고 **대금지급을 거절할 수 있다. 단, 상행위 목적의 거래나 신용카드 본래의 용도 이외의 거래로 판단되는 경우 또는 20만원 미만인 경우는 제외된다.**

제5조 **(회원의 기한이익 상실)** 회원은 **할부금액을 2회이상 연속 연체**하고, 연체금액이 **할부금의 1/10을 초과**하는 경우등에는 할부금 지급에 대한 기한의 이익을 주장하지 못한다.

제6조 **(회원의 소유권 유보)** 회원은 할부계약이 종료되기 전까지 목적물의 소유권이 유보될 수 있다.

제7조 **(가맹점의 할부계약 해제)** 가맹점이 회원의 할부금 지급의무 불이행을 이유로 할부계약을 해제하고자 하는 경우에는 **14일이상의 기간을 정하여 그 이행을 서면으로 회원에게 최고**하여야 하며, 각 당사자는 그 상대방에 대하여 원상회복의 의무를 진다. 또한, 소유권이 가맹점에 유보된 경우에 가맹점은 계약을 해제하지 않고는 그 반환을 청구할 수 없다.

제8조 **(특약사항)** 신용카드업자 상호간의 업무제휴 계약에 따라 매출표 전면에 표시된 카드 발급사가 하단의 신용제공자와 다른 경우에는 카드 발급사를 신용제공자로 본다.

[표1] 신용제공자의 주소 및 할부수수료율

카드사	주소	할부수수료율
롯데카드	서울 종로구 새문안로 76	년 7.1~19.9 %
비씨카드	서울 중구 을지로 170 을지트윈타워	년 7.9~20.0 %
삼성카드	서울 중구 세종대로 67	년 10.0~19.9 %
신한카드	서울 중구 을지로 100 파인에비뉴 신한카드	년 9.5~19.9 %
우리카드	서울 종로구 종로1길 50 더케이트윈타워	년 9.5~19.5 %
하나카드	서울 중구 을지로 66 (을지로 2가)	년 9.2~19.95 %
현대카드	서울 영등포구 의사당대로 3 현대캐피탈빌딩	년 9.7~19.5 %
KB 국민카드	서울 종로구 새문안로 3길 30	년 8.6~19.95 %
NH 농협은행	서울 중구 통일로 120	년 10.5~19.90 %

※ 상기 할부수수료율은 카드사 사정에 따라 변경될 수 있습니다.

철회 · 항변요청서

그림 2.3

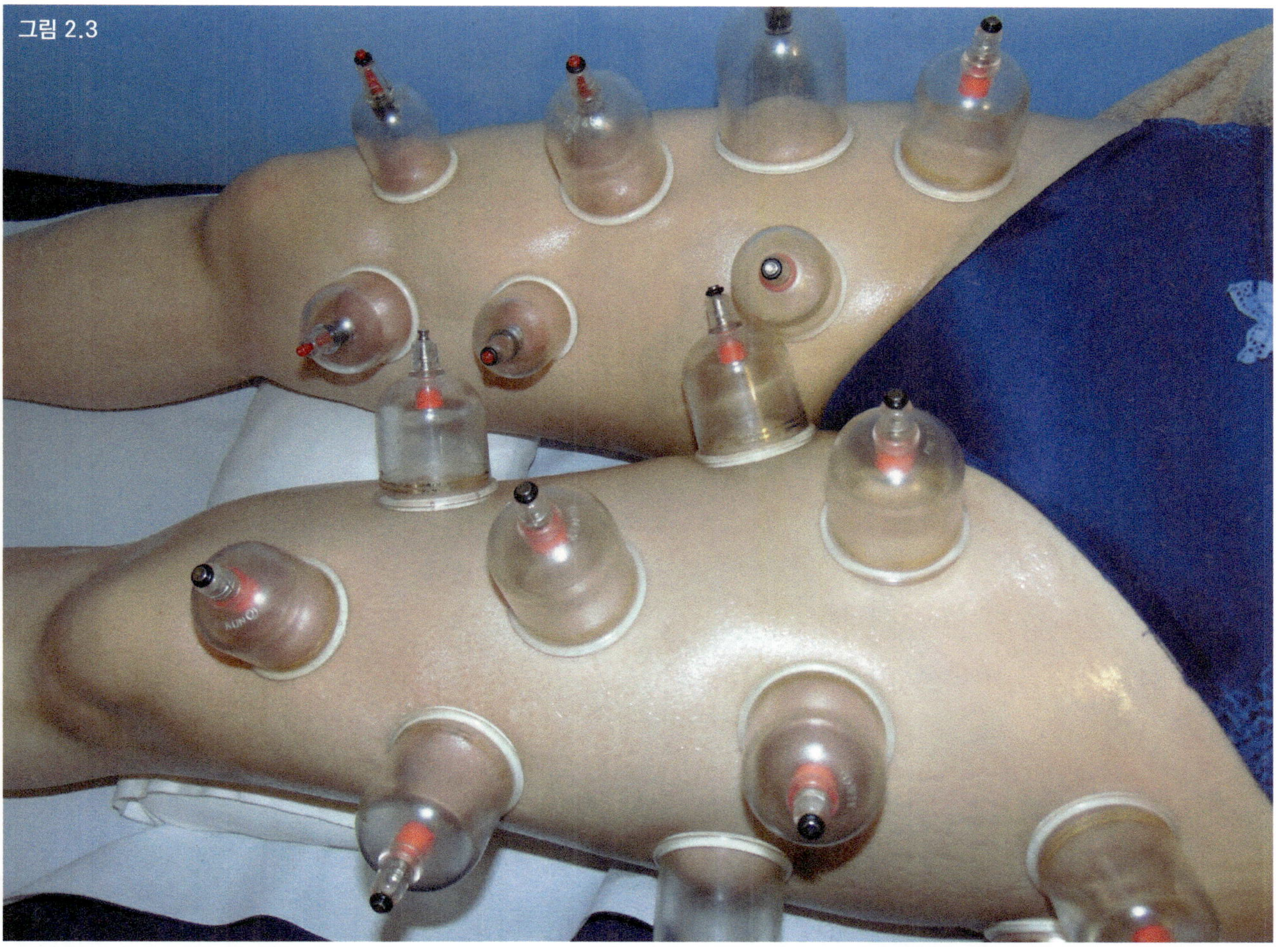

그림 2.4

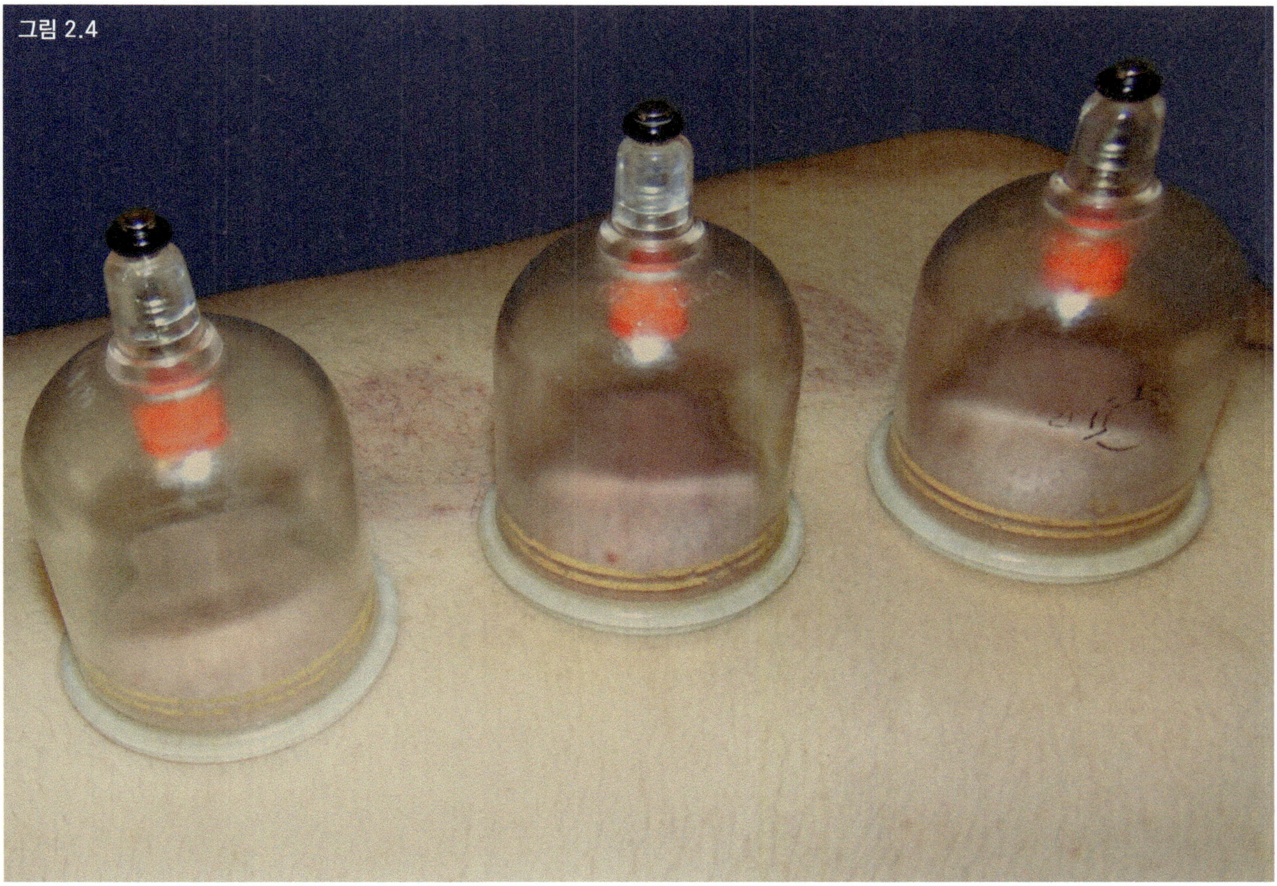

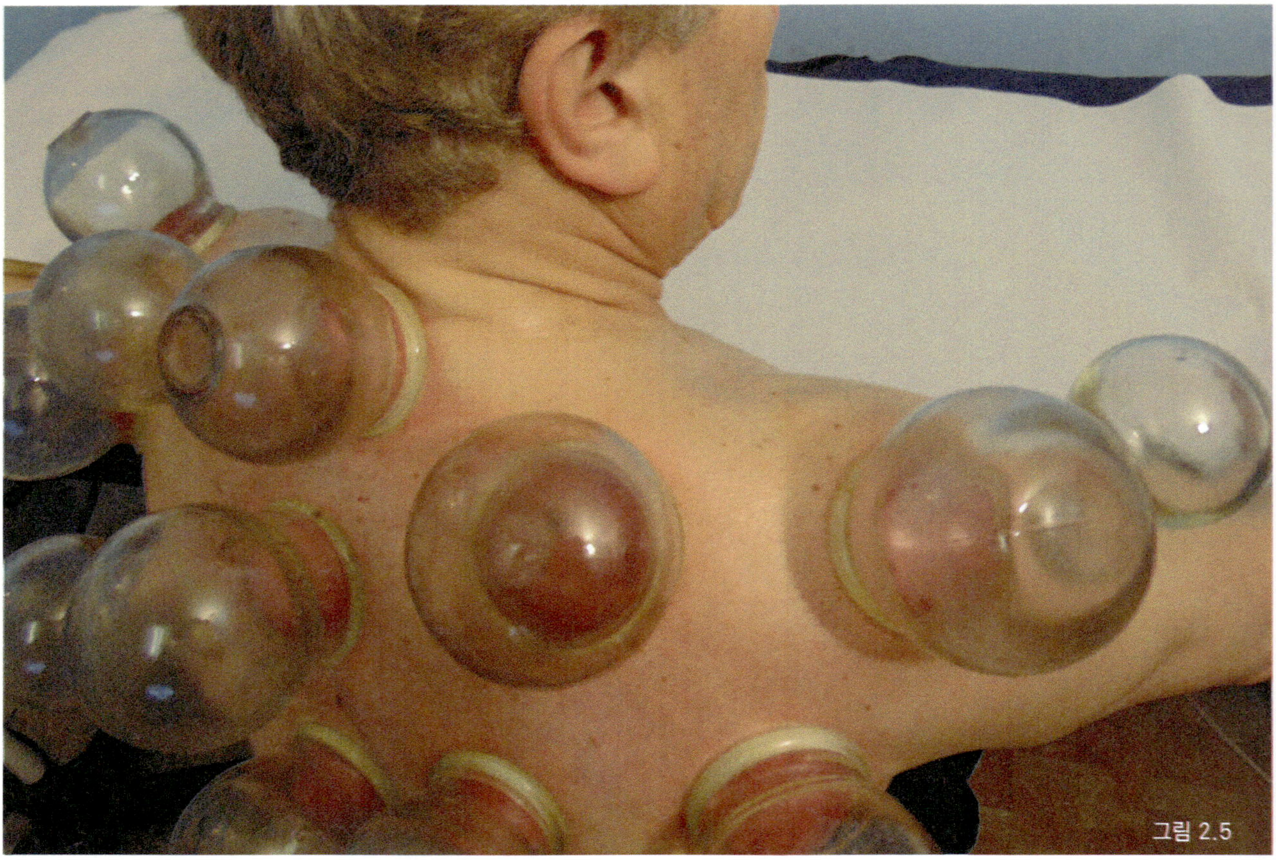

그림 2.5

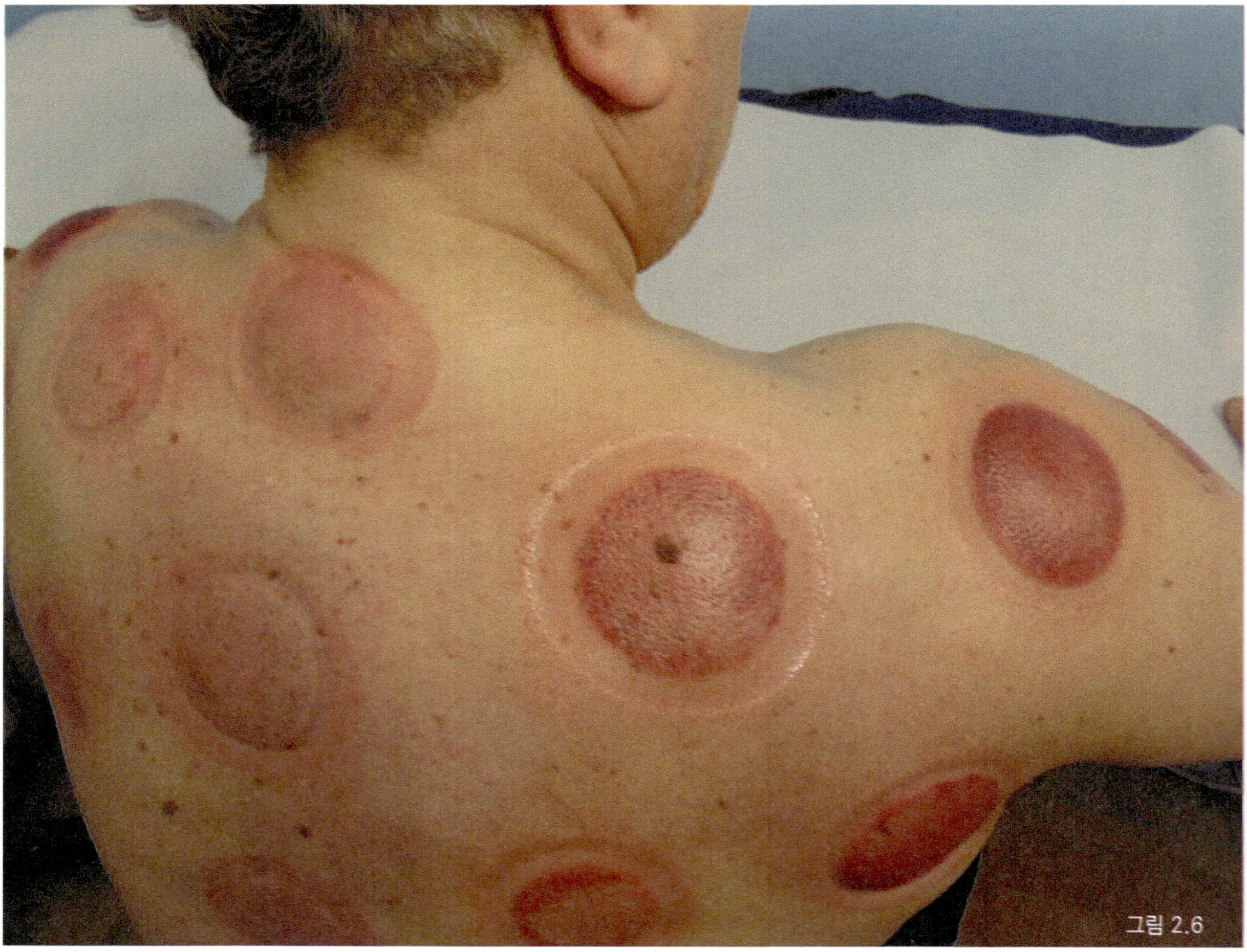

그림 2.6

통해 드러난다는 점이 특히 흥미롭다. 한편, 환자의 예후는 의사의 기술, 즉 정확한 진단과 부항 시술 기술에 크게 좌우된다.

근막과 근육 Fascia and muscle

근막은 콜라겐 단백질로 이루어진 젤리 같은 결합조직이며, 근육을 내부 장기에 부착하거나 내부 장기로부터 분리하는 역할을 한다. 앞서 설명한 것처럼 부항을 시술하는 동안에는 피부뿐만 아니라 결합조직 근막도 함께 자극된다. 부항 시술의 직접적인 결과로 근육과 주변 근막에 산소가 풍부한 혈액의 흐름이 촉진되어 근육의 유연성과 스트레칭이 개선되고, 근육 영양 상태가 좋아지며, 치료 부위의 에너지가 증가한다.

중추신경계 Central nervous system

다음으로 부항 시술의 즉각적인 수혜자는 중추신경계이다. 대규모 건물의 복잡하면서도 조직화된 전기 배선 네트워크처럼 인간의 중추신경계도 국소피부수용체를 통해 외부 자극을 중추신경계와 뇌로 전달하며, 최종적으로는 질병이 발생한 기관에 이 정보를 전달하는 역할을 한다. 피부 자극과 내장 사이의 상호작용은 다수의 과학 연구를 통해 잘 입증되어 있다. 피부 자극과 내장 사이의 긴밀한 관계는 부항요법의 핵심 이론을 형성한다. 이것은 침 치료에서도 비슷하게 나타나는데, 경락 이론에 따르면 경락과 수혈은 근막에 위치하며 특정 장기와 중추신경계와 연결되어 있다고 여겨진다. 이러한 연결은 부항이나 침 치료의 작용 원리와 유사하다.

체액과 순환계 Body fluids and the circulatory system

부항이 피부에 닿는 순간, 국소 미세 순환계가 활성된다. 부항의 크기에 따라, 각각의 부항은 일정량의 혈액과 체액을 부항 쪽으로 이동시켜 충혈(혈관 및 신체 조직의 혈류 증가)을 유발할 수 있다. 부항을 사용하는 모든 강도에서 혈관의 팽창과 이완을 촉진하여 혈액과 체액의 순환을 개선한다. 이 과정은 근육조직에 영양을 공급하고 이완시키는 데 도움을 주어 근육의 운동 능력 향상과 통증 관리에 기여할 수 있다. 근육통, 뻣뻣함, 관절통, 관절염, 신경질환 치료에 특히 효과적이다. 치료사로서 우리는 치유 메커니즘이 제대로 작동하려면 통증 부위에 산소가 풍부한 혈액의 원활한 순환이 필수적임을 알고 있다. 부항요법은 바로 이 목표를 달성하는 데 있어 완벽한 방법이라고 할 수 있다.

그림 2.5: 유관법(고강도)
피부가 부항 안으로 아주 강하게 당겨진다.

그림 2.6: 유관법(고강도) 시술 후의 부항 자국

면역체계 Immune system

활성된 미세 순환의 직접적인 결과로 림프계도 자극되어 활성되며, 이는 림프 배수의 개선과 노폐물 제거로 이어져 전체 면역체계를 강화시킨다. 부항요법이 가져오는 이러한 명백한 신체적 이점은 정신적, 정서적 안정으로 자연스럽게 연결되며, 환자는 기분이 좋아지고 스트레스가 줄어드는 경험을 하게 된다. 특히 환절기에 중국, 베트남, 한국, 대만과 같은 국가에서는 몸에 부항 자국이 있는 사람들을 흔히 볼 수 있는데, 이는 부항 시술이 신체의 면역체계를 강화하고 풍한습열 등 외부 병원성 요소로부터 신체를 보호하는 역할을 한다는 것을 보여준다.

주의 사항

부항요법은 현재 수술을 포함한 모든 형태의 림프암 치료를 받고 있거나 받은 적이 있는 사람들에게 엄격히 금지된다.

안전: 자신과 환자의 보호 및 부항 기구의 소독

Safety: protecting yourself and the patient, and sterilising the cupping equipment

교차감염 방지를 위해 부항 기구는 사용 후 반드시 소독되어야 한다. 사용한 부항을 2% 차아염소산 나트륨 용액에 담가서 소독하는 것은 100% 살균을 달성하는 가장 효과적인 방법 중 하나이다. 습식부항을 사용하는 경우, 혈액을 씻어낸 후 차아염소산 나트륨 용액에 부항을 밤새 담가두는 것이 더욱 효과적이다. 습식부항 시술은 일회용 부항의 사용이 권장된다. 환자치료 시 시술자의 안전을 위해서는 환자 시술마다 20% 클로르헥시딘 글루코네이트 용액(예: 히비솔)이 함유된 항균 손 세정제를 사용하는 것이 감염으로부터 시술자를 보호하는 데 도움이 되며, 이것은 또한 우수한 임상 관행이다.

환자의 동의 Patient consent

환자에게 동의서에 서명하도록 요청하는 것은 현명한 조치이다. 이것은 시술자가 부항요법의 절차, 기대할 수 있는 결과, 금기 사항 및 특히 피부에 부항 자국이 나타날 수 있음을 환자에게 설명했음을 문서화하는 데 도움이 된다. 환자의 피부 유형에 따라 부항 자국이 예상보다 더 오래 지속될 수 있다. 그러나 거의 모든 부항 자국은 피부에 영구적인 손상을 남기지 않고 결국에는 완전히 사라질 것이다.

샘플 동의서 양식

부항요법
동의서 양식

나(환자의 성명)는 부항치료사(치료사의 성명)로부터 부항요법의 절차, 이점, 금기 사항 및 가능한 부작용에 대해 충분히 설명을 들었습니다.

나는 부항 자극이 8일에서 20일까지 지속될 수 있다는 것을 이해하였습니다.

서명: ____________________________

날짜: ____________________________

제 3 장

올바른 부항 기구의 선택

Choosing the Right Cupping Equipment

시판되고 있는 부항 기구의 다양성으로 본다면 이는 부항치료사에게 꿈이 실현된 것과 같다! 1990년대까지 부항치료사들이 사용할 수 있는 부항 기구는 대나무 부항과 유리 부항 두 가지뿐이었다. 그러나 오늘날은 매우 다양한 부항 기구를 선택할 수 있는 운이 좋은 상황이다.

대나무 부항 Bamboo cups (그림 3.1)

서양에서는 현재 대나무 부항(죽관, 竹罐)을 거의 사용하지 않지만 극동 국가에서는 여전히 매우 선호되는 재료이다. 대나무 부항은 의료용 가방에 쉽게 넣어 휴대하기에 충분히 가벼우며, 특히 가정 방문 치료를 위해 이동할 때 유용하다. 대나무 부항은 쉽게 깨지지 않고 비교적 저렴하게 구입할 수 있다는 장점이 있다. 그러나 대나무 자체의 다공성과 흡수성 때문에 완전히 살균을 할 수 없다는 것이 단점이다. 따라서 바쁜 클리닉에서는 실용적이거나 안전한 선택이 되지 못한다. 시술 중에 대나무 부항의 가장자리가 피부에 자극을 줄 수 있어 일부 환자에게 불편함을 줄 수 있다.

- 부항에 불꽃을 잠깐 넣으면 흡인력이 발생한다. 불꽃이 클수록 흡인력이 강해진다.

유리 부항 Glass cups (그림 3.2)

유리 부항(유리관, 琉璃罐)은 오늘날 전 세계적으로 가장 널리 사용되는 부항 기구의 유형이다. 유리 부항은 세척과 살균이 쉽지만 구입 비용이 비싸고 떨어뜨리면 쉽게 깨진다. 유리 부항의 가장 중요한 장점 중 하나는 치료 중에 의사가 부항 내부의 피부 반응을 관찰하고 모니터링하여 필요한 경우 부항을 더 일찍 제거하는 조치를 취할 수 있다.

- 부항에 불꽃을 잠깐 넣으면 흡인력이 발생한다. 불꽃이 클수록 흡인력이 강해진다.

고무 부항 Rubber cups (그림 3.3)

고무 부항은 사용이 간편하고 소독하기 쉬운 장점을 가지고 있지만 구입 비용이 상대적으로 높다는 단점이 있다. 고무 부항의 가장 큰 단점 중 하나는 시술 중에 사용하는 마사지 오일이 짧은 기간(3~4개월) 내에 고무에 흡수되어 부항의 품질과 가장자리의 매끄러움이 손상되는 경향이 있다. 이로 인해 부항을 피부 위에서 움직일 때 환자에게 불편함을 주는 상황이 발생할 수 있다. 또한 고무 부항은 불을 이용하는 화관법에는 적합하지 않다.

- 부항에서 공기를 빼내고 피부에 대면 흡인력이 발생한다. 공기를 더 많이 빼낼수록 흡인력은 더 강해진다.

실리콘 부항 Silicon cups (그림 3.4, 3.5)

실리콘 부항은 부항 제품군 중 가장 최신 제품으로 전통적인 유리 부항을 빠르게 대체하고 있다. 이러한 제품들은 사용의 다양성, 쉬운 세척성, 저렴한 가격 등으로 인해 인기를 끌고 있다. 실리콘 부항은 모양과 크기가 다양해서 자유롭게 선택할 수 있는 장점이 있지만, 불을 사용하는 화관법에는 적합하지 않다. 주로 마사지사와 미용관리사에게 선호되며, 피부가 민감한 부위나 어린이 및 청소년에게 부항을 시술할 때 가장 적합하다.

- 부항에서 공기를 빼내고 피부에 대면 흡인력이 발생한다. 공기를 더 많이 빼낼수록 흡인력은 더 강해진다.

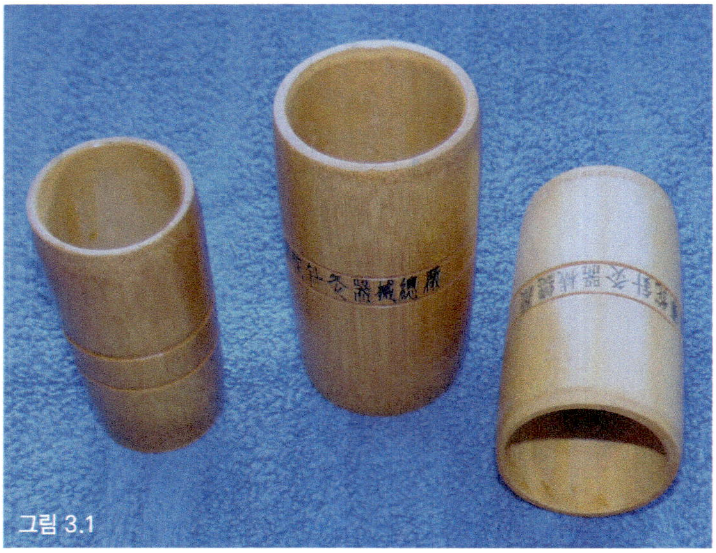
그림 3.1

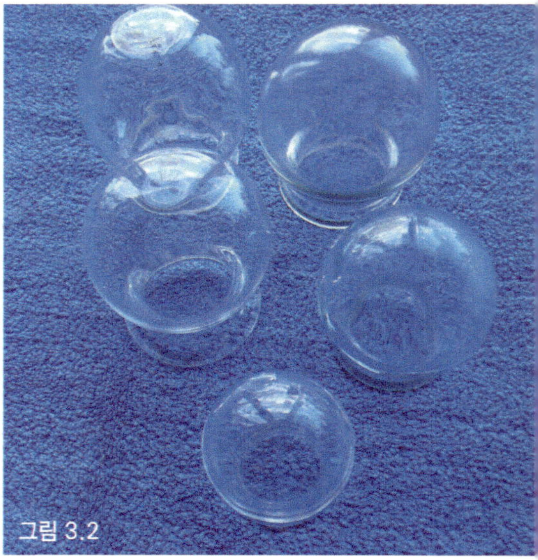
그림 3.2

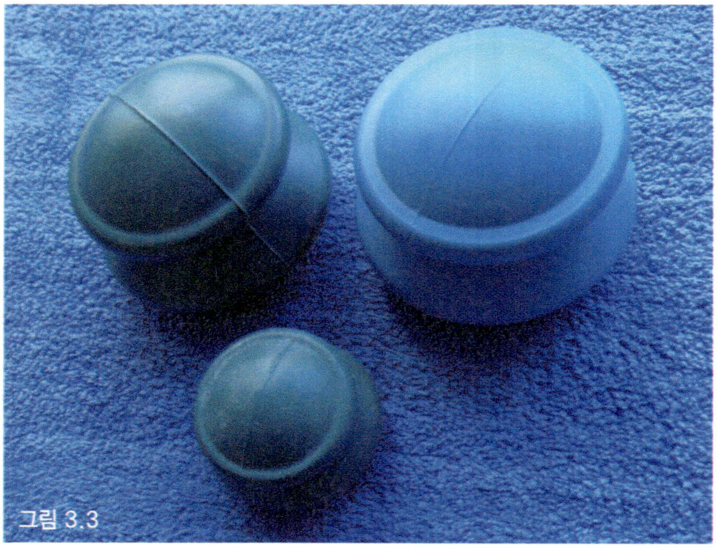
그림 3.3

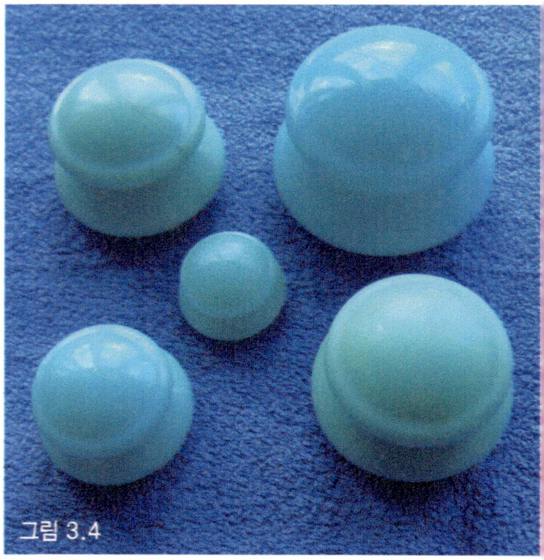
그림 3.4

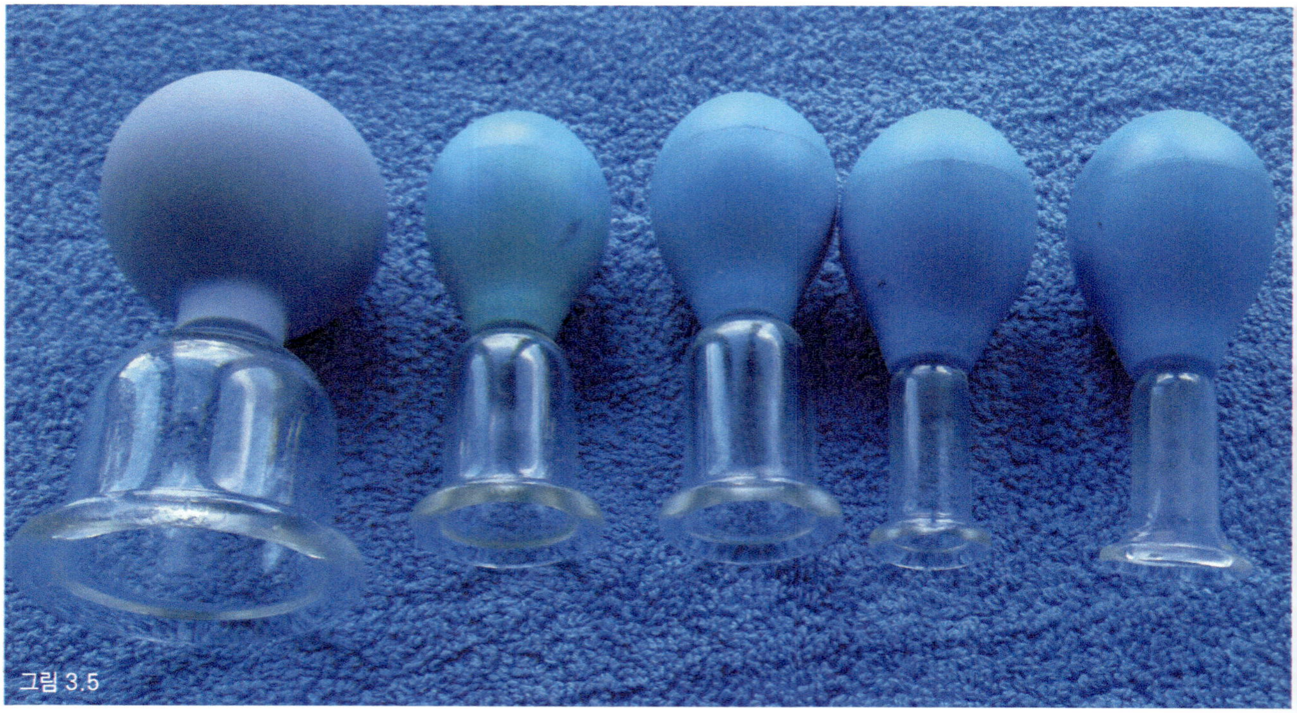
그림 3.5

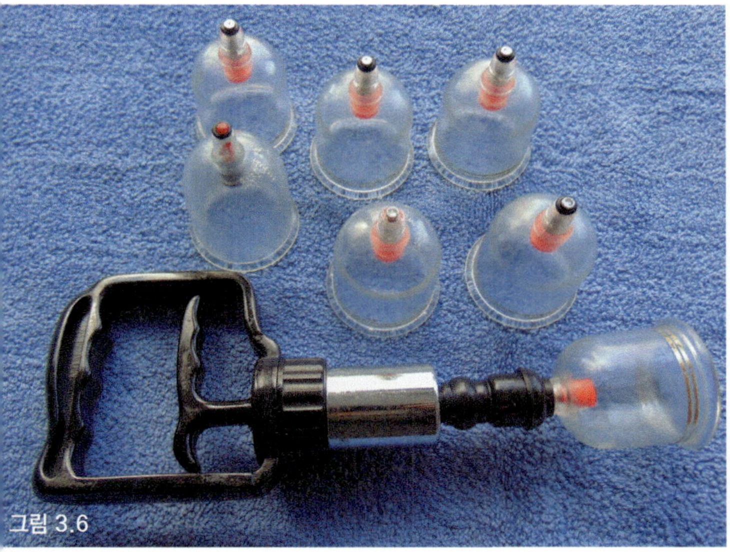

그림 3.6

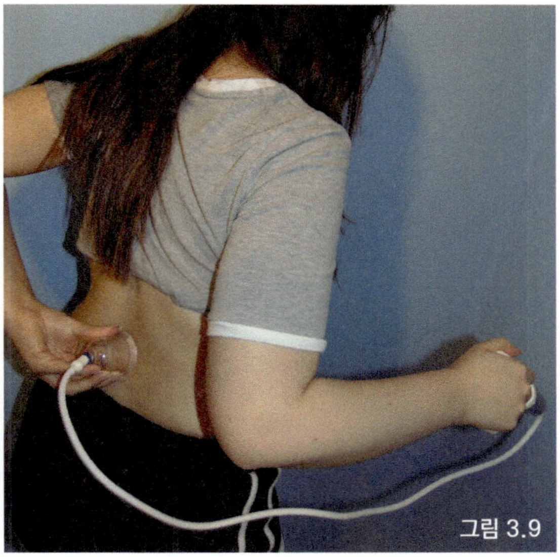

그림 3.9

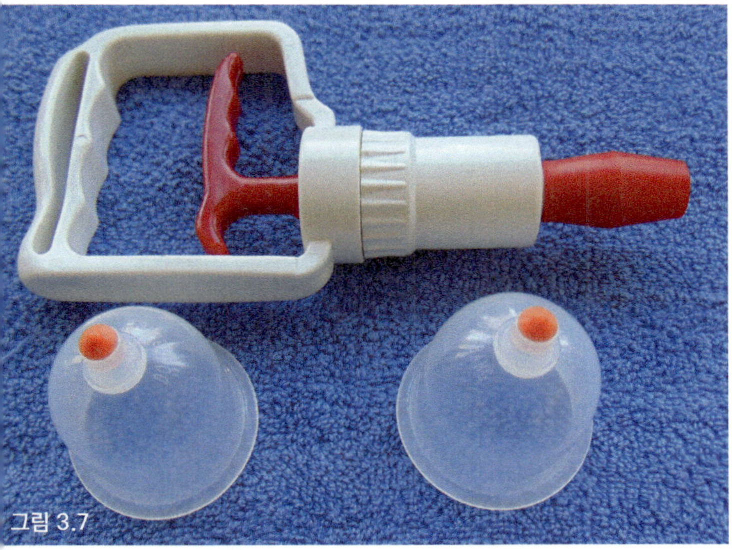

그림 3.7

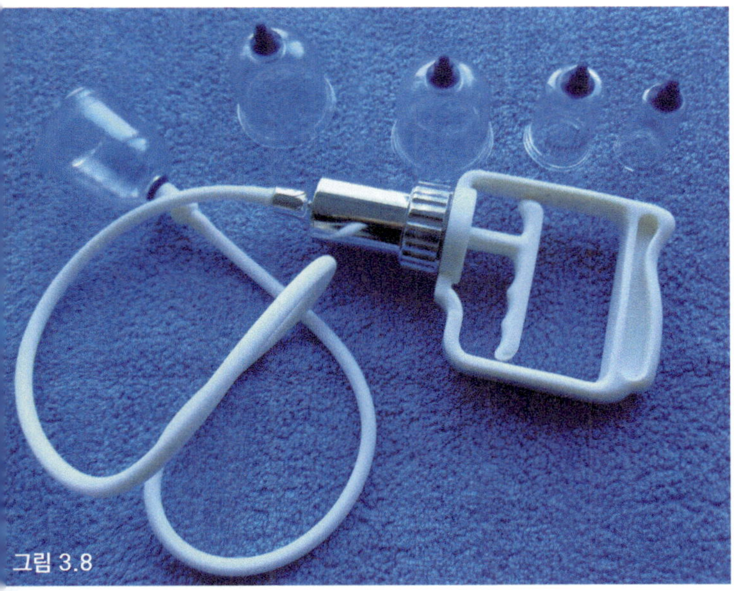

그림 3.8

그림 3.1: 대나무 부항

그림 3.2: 유리 부항 세트

그림 3.3: 고무 부항

그림 3.4, 3.5: 여러 가지 실리콘 부항

그림 3.6: 권총형 펌프 부항 세트
가장 인기 있고 실용적인 부항 세트 중의 하나

그림 3.7: 일회용 부항 세트
자락관법(습식부항) 시술에 특히 유용

그림 3.8, 3.9: 연장관 부항 세트
이 부항 기구는 손이 닿기 어려운 신체 부위를 치료하기 위해 부항을 자가 시술할 수 있게 도움을 준다.

수동식 및 기계식 부항 기구 Manual and mechanical cupping equipment

이 종류의 부항 기구는 강화유리 또는 투명 아크릴 수지로 제작된다. 권총형 펌프 부항 세트는 가장 널리 사용되는 종류 중 하나이다(**그림 3.6**). 공기는 부항에 부착된 밸브 또는 손잡이에 부착된 연장관을 통해 추출된다. 수동식 부항 기구는 수년 동안 사용되어 왔지만 더 정교한 기계식 부항 기구는 상대적으로 새로운 것이다. 기계식 부항 기구를 사용하면 기계적인 방법으로 공기를 추출한다. 일부 기계식 부항 기구에는 원하는 부항 시간 및 흡인 강도를 설정할 수 있는 것과 같은 추가 기능이 포함되어 있다. 이러한 종류의 부항은 주로 마사지사와 미용관리사가 선호한다.

- 권총형 펌프를 한 번 당기면 저강도의 흡인력이 발생되고, 두 번 당기면 중강도의 흡인력이, 세 번 이상 당기면 피부에 고강도의 흡인력이 발생된다.

일회용 부항 Disposable cups for single use

일회용 부항 세트는 부항 시술 분야에 가장 최근에 도입된 제품 중 하나이다. 일회용 부항은 튼튼하고 투명한 재활용 플라스틱 재료를 사용하여 제작되며, 구입 비용이 매우 저렴하다. 일회용 부항 세트는 자락관법(습식부항)을 시술할 때 특히 유용하며, 사용 후 바로 폐기할 수 있어 위생적이고 감염의 위험을 줄일 수 있다(**그림 3.7**).

연장관 부항 세트 Umbilical-corded cupping set

연장관 부항 세트는 몇 년 전(2010년대)부터 사용되기 시작하였다. 이 종류의 부항 세트는 주로 자가 부항 시술, 특히 자세가 어색하거나 손이 닿기 어려운 부위에 부항을 시술할 때 주로 사용된다. 사용 방법은 매우 간단하다. 한 손으로 원하는 위치에 연장관으로 연결된 부항을 놓고, 다른 손으로 공기를 펌핑하여 원하는 흡인력을 만든다. 이 방식을 사용하면 부항을 사용하는 사람이 시술의 강도와 시간을 모두 결정할 수 있어, 자가 부항요법에 매우 유용하다(**그림 3.8, 3.9**).

제 4 장

부항요법 기법

Cupping Therapy Techniques

냉부항법(冷附缸法) Cold cupping technique

기계식 또는 수동식 부항 기구를 이용하여 흡인력을 발생시키는 부항 시술 방법을 냉부항법(cold cupping)이라고 한다.

화관법(火罐法) Fire cupping technique

다양한 소재와 방법으로 일으킨 불꽃(화염)을 이용하여 흡인력을 발생시키는 부항의 시술 방법을 화관법(fire cupping) 또는 온부항법(溫附缸法, hot cupping)이라고 한다.

환자 준비와 진료 환경이 완벽하게 갖춰진 후에 불을 사용하는 것이 좋다. 필요한 재료로는 마사지 오일, 솜뭉치(알코올에 미리 담가 둔 후 밀폐 용기에 보관하는 것이 바람직함), 포셉, 라이터, 치료에 필요한 충분한 개수의 부항, 그리고 매번 사용 후 불을 끄기 위한 물이 담긴 그릇이다(**그림 4.1**).

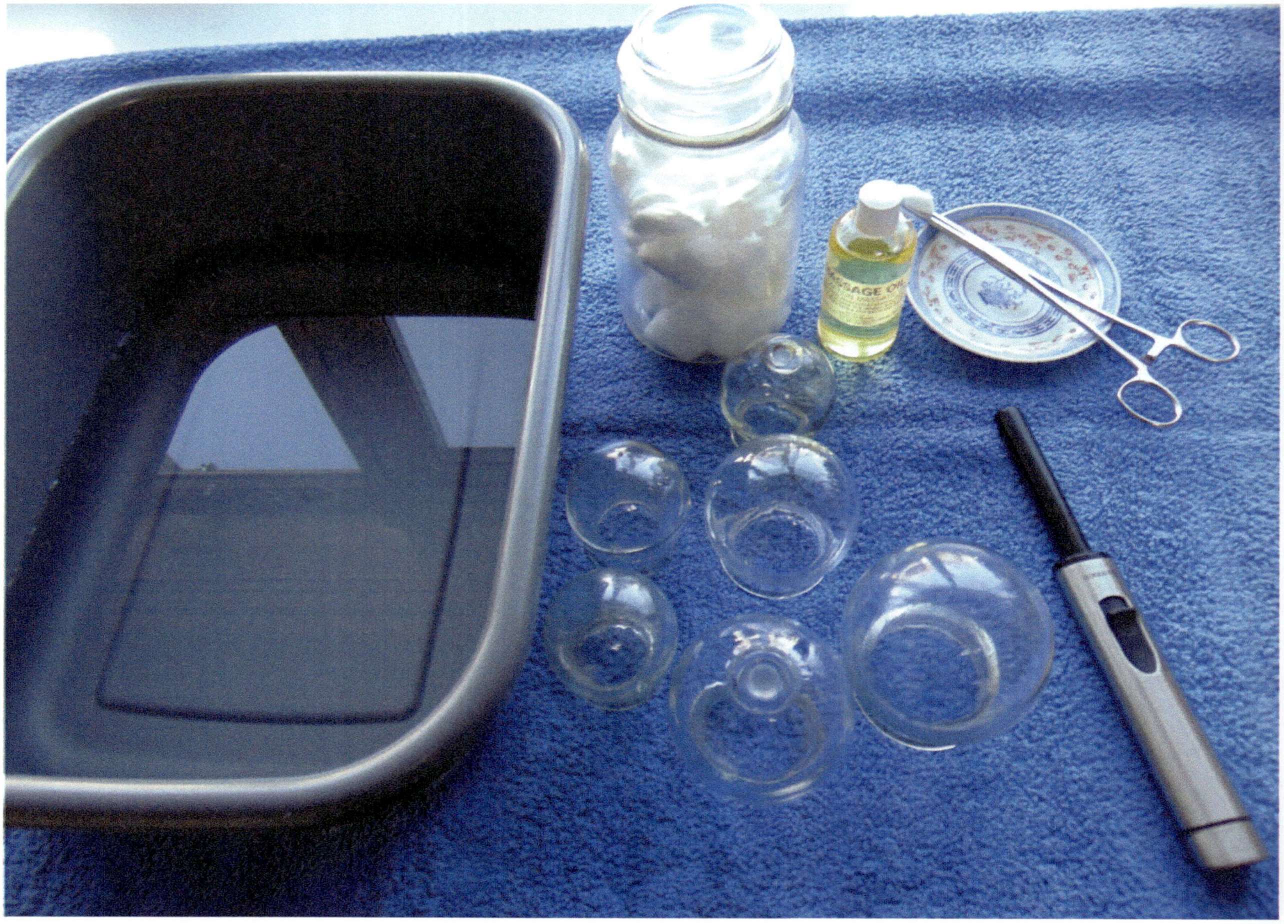

그림 4.1: 화관법을 위한 기구(다양한 크기의 부항, 알코올에 적신 솜뭉치, 포셉, 마사지 오일, 라이터, 물그릇)

안전한 화관법 시술 Safe fire cupping application

환자가 안전한 부항마사지를 받을 수 있도록 기본적인 준비가 필요하다. 치료 장소에서 옷을 치우는 등 환자와 환자 주변의 모든 가연성 물질을 제거하고, 환자의 머리카락이 단단히 고정되어 있는지 확인한다. 피부에 마사지 오일을 충분히 바르고, *환자 옆 가까운 곳*에 사용할 부항을 둔다(**그림 4.2**). 이렇게 준비하면 불이 붙은 솜뭉치를 바닥에 떨어뜨리거나 환자에게 떨어뜨리는 위험한 상황을 막을 수 있다. 포셉으로 솜뭉치를 잡고, 불을 붙이기 전에 솜뭉치에 과하게 스며든 알코올을 짜준다. 이렇게 하면 불이 붙은 알코올이 피부 위로 떨어지는 것을 방지할 수 있다(**그림 4.3**).

한 손으로는 부항을 똑바로 잡고, 다른 손으로는 불꽃을 부항에 완전히 넣기 전에 부항 입구의 가장자리를 따뜻하게 데운다. 일반적으로 1~2초면 충분하다(**그림 4.4**). 부항 입구의 가장자리가 따뜻해지면 부항에 재빨리 불꽃을 넣었다가 꺼낸다. 그런 다음 즉시 시술을 원하는 위치에 부항을 놓는다(**그림 4.5**).

그림 4.2: 시술할 부항을 가져다 환자 가까이에 둔다.

그림 4.3: 긴 포셉을 사용하여 알코올에 적신 솜뭉치를 잡는다.

그림 4.4: 유리 부항을 피부에 붙이기 전에 부항 입구의 가장자리를 데운다.

그림 4.5: 원하는 위치에 부항을 놓는다.

그림 4.6: 흡인 강도를 줄이거나 신체에서 부항을 제거하려면 손가락으로 부항의 가장자리를 눌러 부항 안으로 공기가 들어가게 한다.

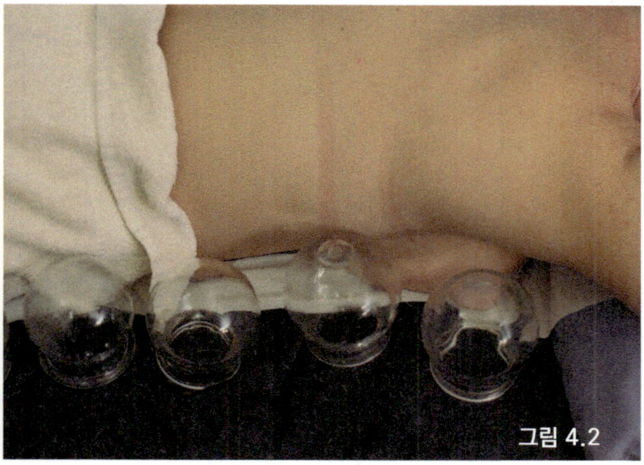
그림 4.2

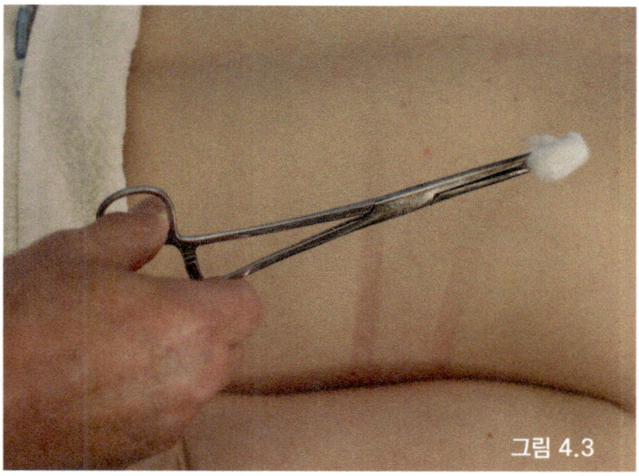
그림 4.3

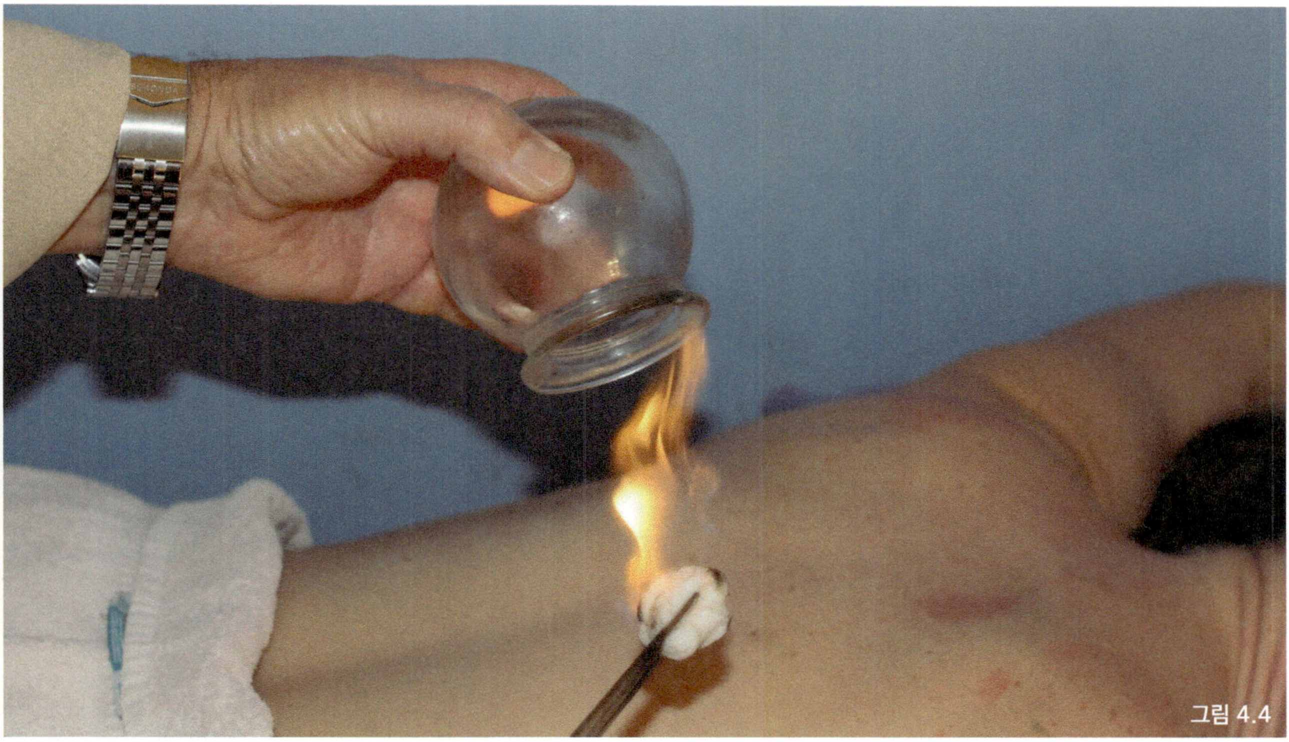
그림 4.4

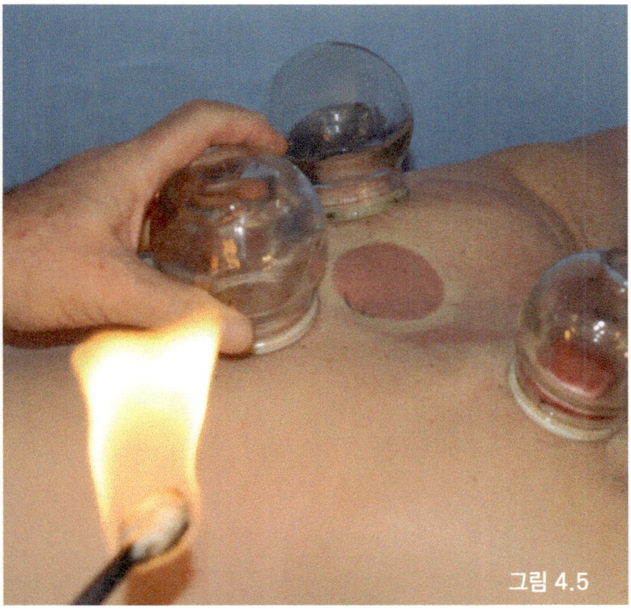
그림 4.5

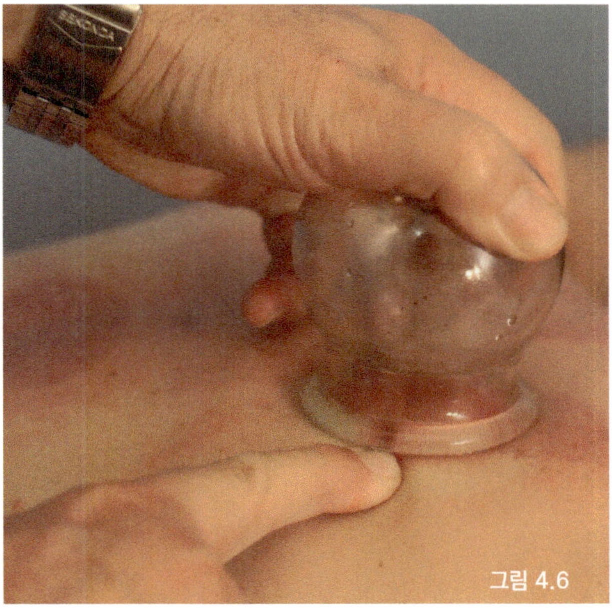
그림 4.6

이 정도 압력은 부항을 피부에 단단히 고정시키기에 충분하다. 흡인력이 너무 강하면 환자가 불편함이나 통증을 호소할 수 있으므로 피부와 부항 사이에 손가락으로 약간의 압력을 가해 부항 내부로 소량의 공기를 들여보내 압력을 줄일 수 있다(**그림 4.6**). 흡인력이 너무 약해 부항이 피부에 부착되지 않는 경우는 부항 안에 공기가 너무 많이 남아 있기 때문이다. 이것은 불꽃을 부항 컵에 넣었다가 빼고 피부에 부착하는 과정에서 시간이 지체되어 발생한다. 이런 경우 부항을 제거하고 가능한 한 빠른 속도로 다시 시술해야 한다. 대부분의 경우처럼 연습을 많이 할수록 더 능숙해진다.

흡인력은 저강도, 중강도 또는 고강도로 조정할 수 있다(**그림 4.7**). 첫 번째와 두 번째 치료에는 보통 저강도에서 중강도의 흡인력으로 하는 것이 권장된다. 치료가 진행됨에 따라, 필요에 따라 흡인 강도를 점차 높일 수 있다. 치료하는 동안에는 환자와의 지속적인 의사소통을 유지하고 필요한 경우 환자를 안심시키는 것이 중요하다. 저강도 부항법은 피부에 부항 자국을 남기지 않는다는 특징이 있다. 중강도 부항법을 사용할 경우, 분홍빛이 도는 빨간색 부항 자국이 생기는 것은 정상적인 반응이다. 하지만 고강도 부항법을 사용하면 검붉은색의 부항 자국이 빠르게 나타날 수 있다. 고강도 부항법으로 부착한 부항을 오랫동안 방치하면(5~10분 정도, 피부 유형에 따라 차이가 있음) 피부에 물집이 생길 수 있으므로 주의가 필요하다. 부항을 붙인 후에는 환자 옆에서 부항 안의 반응을 주의 깊게 관찰해야 한다. 피부에 물집이 생길 기미가 보이면 즉시 부항을 제거하고 멸균 드레싱으로 물집을 덮어야 한다. 피부가 완전히 치유될 때까지 해당 부위에는 부항을 다시 시술하지 않는 것이 좋다.

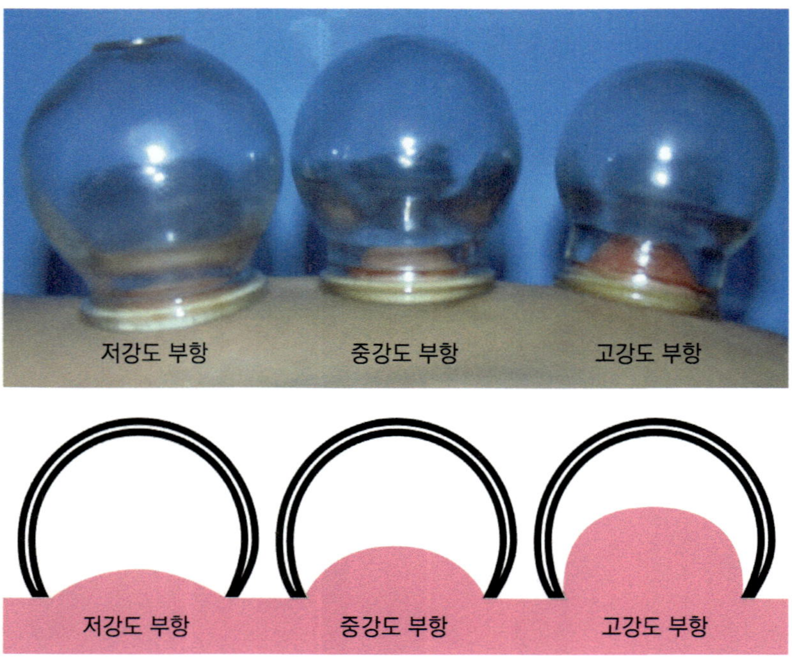

그림 4.7: 부항 안의 피부와 근막의 반응: 저강도 부항, 중강도 부항, 고강도 부항의 시술

제 5 장

부항 시술의 변형 기법

Cupping Application Variations

부항 기구의 종류를 막론하고 시술의 효과를 극대화하기 위해 다양한 부항 기법이 필요할 수 있다. 아래 나열된 기법은 부항요법 시술 중에 가장 자주 사용되는 변형 기법이다.

유관법(留罐法) Static cupping technique

유관법은 전 세계의 많은 민간 부항요법과 한의학 클리닉에서 가장 일반적으로 사용하는 부항 기법이다. 미리 정해진 위치에 하나 이상의 부항을 붙여 놓고 한 번에 3~15분 동안 그대로 둔다. 유관법은 모든 종류의 부항 기구로 달성할 수 있지만 이 기법에서 가장 많이 사용되는 부항 기구는 권총형 펌프 부항이다. 권총형 펌프 부항은 시술자가 언제든지 신속하면서도 손쉽게 부항 압력을 조절할 수 있다는 장점이 있다. 유관법은 혈액과 체액의 순환을 증가시키고 근막을 이완시키며 염증과 부종을 감소시켜 거의 즉각적인 통증 완화에 도움이 된다(**그림 5.1**).

주관법(走罐法) Sliding cupping technique

주관법은 혈액의 미세 순환과 림프 배출을 개선하고 면역체계를 강화하여 신체에서 독소를 제거하는 데 도움을 줄 수 있다. 주관법은 진피의 섬유아세포를 자극하여 콜라겐과 엘라스틴 단백질의 생성을 촉진하는 가장 효과적인 방법 중 하나이다. 이 두 단백질은 피부에 탄력과 견고함을 부여하여 피부 건강에 기여한다. 주관법은 특히 피부 미백, 주름 방지, 보습, 부종 및 림프부종 감소, 근육 이완과 스트레칭, 체중 감량에 효과적이며, 셀룰라이트로 인한 불편함을 느끼는 사람들에게도 적합하다. 부항을 피부 위에서 부드럽게 움직이기 위해 충분한 양의 마사지 오일을 사용하는 것이 필수이다. 주관법을 진행할 때는 피부 위를 균일하고 부드럽게 이동하며 조심스럽게 시술한다. 특히 민감한 피부의 경우 더욱 세심한 주의가 필요하다. 주관법은 대부분의 마사지사와 미용관리사가 선호하는 방법이다(**그림 5.2**).

섬관법(閃罐法) Rapid cupping technique

섬관법은 부항요법을 시작하기 전 준비 과정으로서 흔히 활용되는 워밍업 기법이다. 섬관법은 주로 등이나 배(복부)와 같은 넓은 부위에 적용하기 적합하다. 섬관법은 하나 또는 여러 개의 부항을 사용하여 시행할 수 있다. 하나의 부항을 사용하는 경우 시술자는 하나의 부항을 가지고 신체의 다양한 부위에 빠르게 부착했다가 즉시 떼어내는 방식을 반복한다. 여러 개의 부항을 사용할 때는 3~4개의 부항을 동시에 붙인 뒤, 바로 제거하고 떼어낸 부항을 다시 순서대로 붙이는 방식으로 진행한다. 섬관법의 주된 목적은 근막을 따뜻하게 하여 신체의 넓은 부위에서 미세 순환을 개선하는 것이다(**그림 5.3**).

빙관법(氷罐法) Ice cupping technique

빙관법은 부항 시술 전에 각얼음 한두 개를 부항 컵에 넣어 사용한다. 이때 화관법이나 권총형 펌프 부항처럼 표준적인 압력 형성 방식이 사용된다. 부항을 피부에 부착하고 나서는 짧은 시간 동안 지속적으로 움직이거나 회전시켜야 하며, 한 번에 5~10분 동안 적용해야 하고, 20분을 넘기지 않도록 주의한다. 얼음이 담긴 부항은 계속 움직여야 하며, 같은 위치에 오래 두면 안 된다. 각얼음이 직접 피부에 닿을 경우 심각한 동상을 일으킬 수 있으므로 주의가 필요하다. 이 방법은 주로 근육 염좌, 긴장 및 염증 치료에 사용되며, 특히 열증(熱證)의 증상이 있을 때 효과적이다(**그림 5.4**). 열증 환자는 대체로 더위와 갈증을 느끼며 얼굴이 붉고,

대변이 굳고, 불안정하고 짜증을 내는 경향이 있고, 날카롭고 찌르는 듯한 통증을 경험할 수 있다. 반면 한증(寒證) 환자는 추위와 피로를 호소하며 활동량이 적고, 종종 둔한 근육통, 창백한 안색 등의 특징이 관찰된다.

습식부항/자락관법(濕式附缸/刺絡罐法) Wet cupping (bleeding) technique

습식부항 또는 자락관법이 아마도 가장 오래된 부항 기법일 것이다. 이 방법은 수 세기 동안 다양한 방혈(放血) 기법과 함께 사용되어 왔으며, 주된 목적은 독소, 불필요한 물질, 또는 오물을 제거하는 것이었다. 19세기에는 피부를 절개하기 위한 기계적 출혈 도구인 난절도(scarificator, 亂切刀)가 개발되었다(**그림 5.5**). 이 도구는 성냥갑만한 크기에 회전 레버가 달린 6개 이상의 칼날을 갖추고 있어 피부 위에 놓고 레버를 가볍게 치면 칼날이 회전하며 길이 1cm, 깊이 3mm의 표재성 상처를 만든다. 시술자는 절개된 부위에 부항을 적용해 혈액을 빼낸다. 방혈되는 혈액의 양은 부항 크기와 시술 시간에 따라 20ml에서 100ml까지 다양하다.

현재 클리닉에서는 1회용 침(매화침, 삼릉침) 또는 수술용 란셋을 사용해 습식부항을 진행한다. 치료 전후의 관리도 중요하다. 습식부항요법에는 두 가지 방법이 있다.

첫 번째는 소독액으로 치료 부위를 소독한 후, 수술용 란셋이나 침(매화침, 삼릉침)으로 피부를 찔러 피를 내고, 출혈이 시작되면 큰 부항을 적용해 피가 빨려 올라오는 것을 확인한다. 필요한 양의 혈액을 뽑은 후 부항을 조심스럽게 제거한다. 이 과정에서 부항 아래에 수건을 깔아 두면 피가 흐르는 것을 방지할 수 있다. 습식부항은 앉은 자세가 선호된다.

두 번째 방법은 먼저 일반 건식부항을 10분 정도 적용해 피부 표면의 혈액 순환을 유도한 후 치료 부위를 소독하고 작은 절개로 출혈을 유도한다. 큰 부항을 절개 부위에 적용하면 혈액이 빨려 올라온다. 출혈이 필요한 양에 도달하면 부항을 제거하고, 해당 부위를 다시 소독한 후 드레싱 거즈로 덮는다. 습식부항은 정체된 혈액을 분산시키고 신선한 혈액의 순환을 촉진하기 위해 사용된다. 출혈로 인해 골수가 새로운 적혈구를 생성하고 백혈구 수를 늘리며, 국소 혈압 감소로 정상적인 혈류를 회복시키는 연쇄 반응이 일어난다. 이 기법은 스포츠 손상과 염증을 동반한 만성 관절 문제에 특히 효과적이다. 현재 1회용 부항 기구가 습식부항에 가장 적합하다(**그림 5.6A, B, C**).

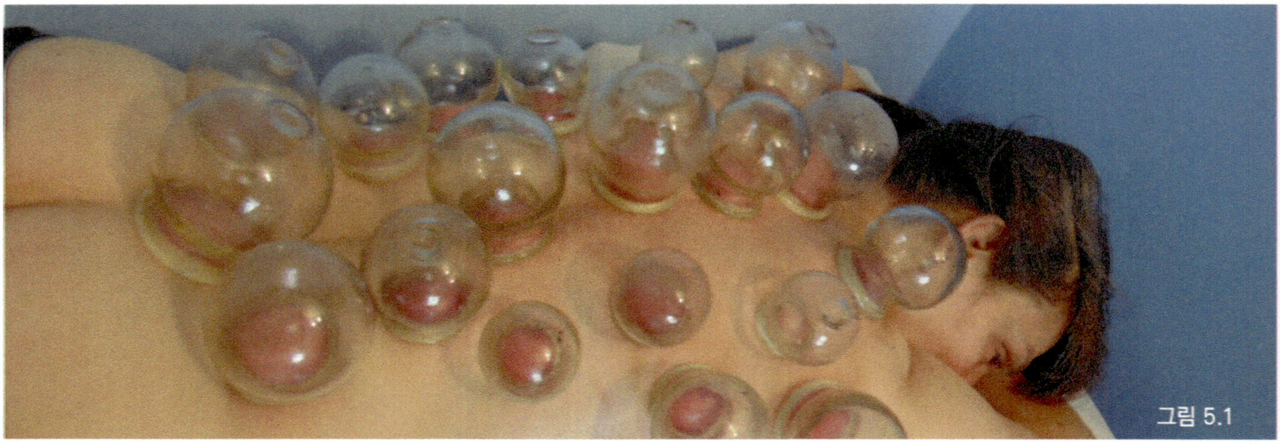

그림 5.1

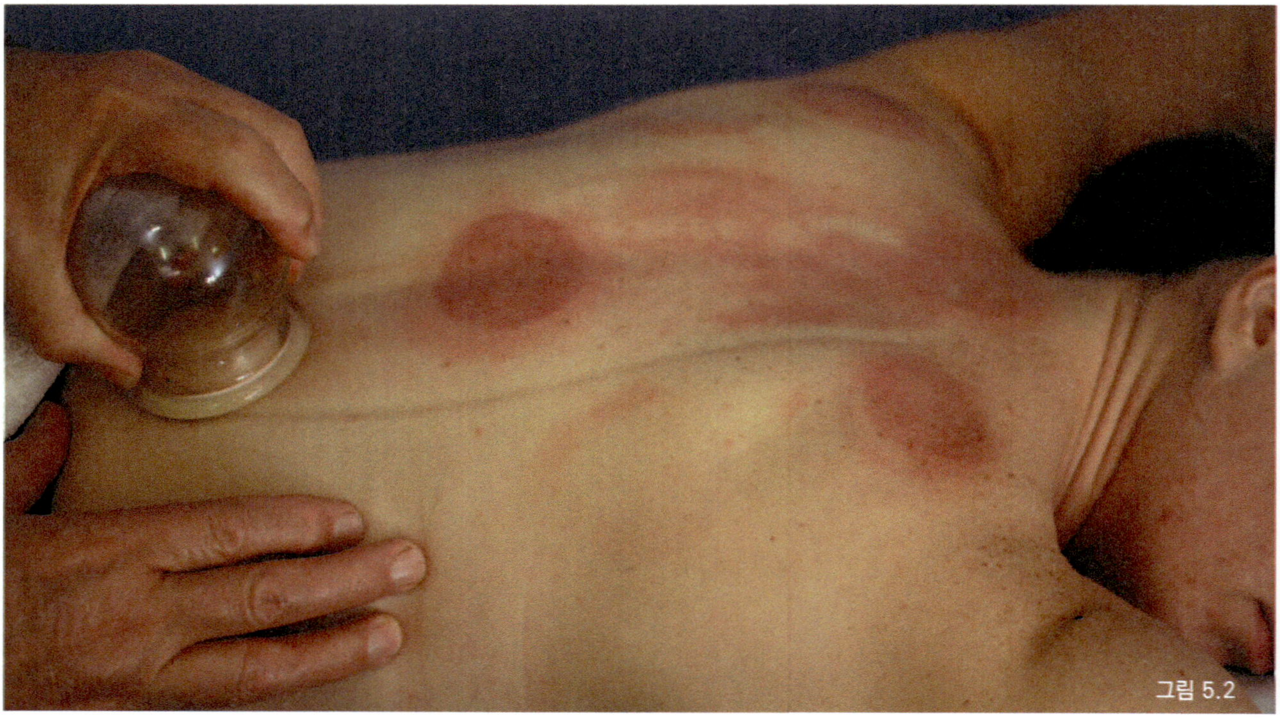

그림 5.2

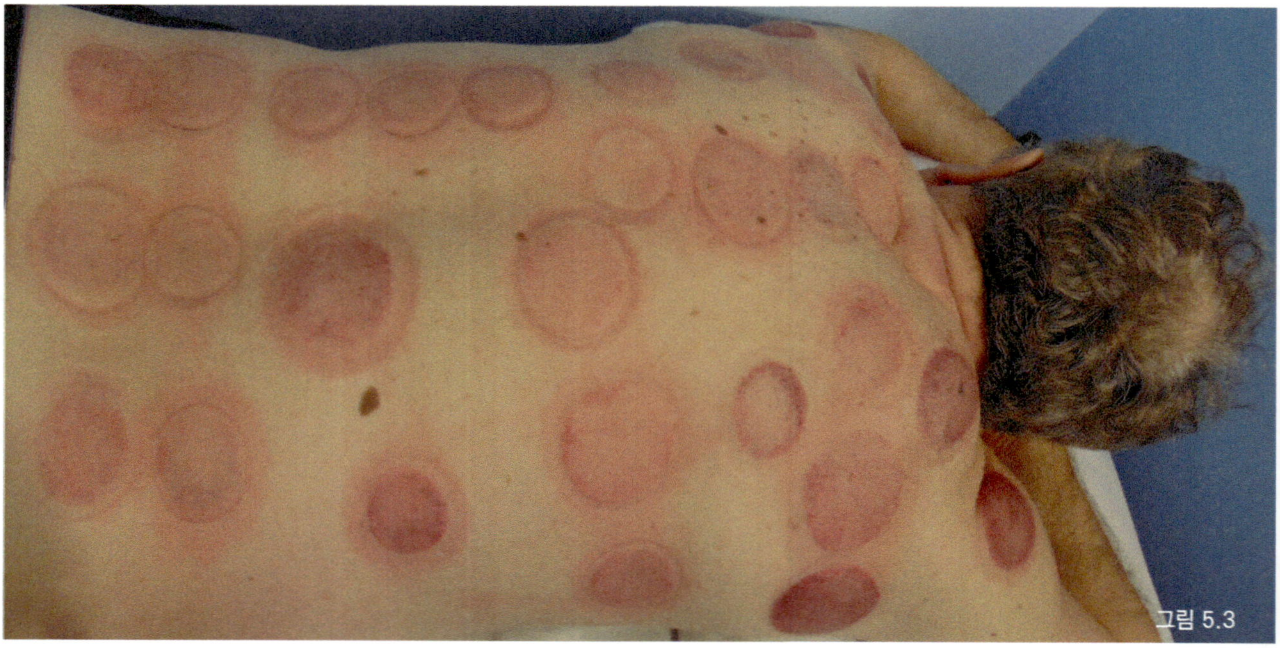

그림 5.3

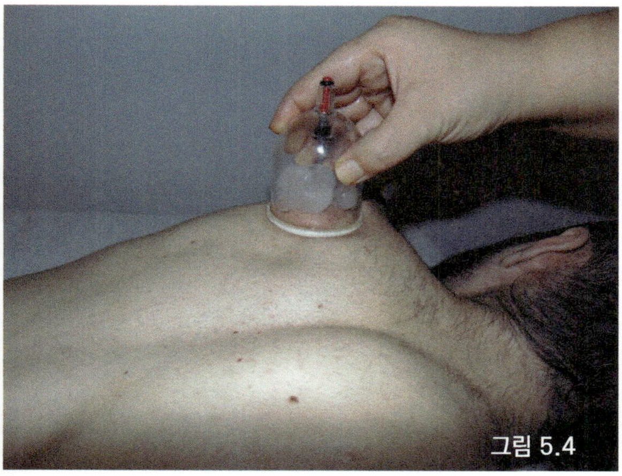
그림 5.4

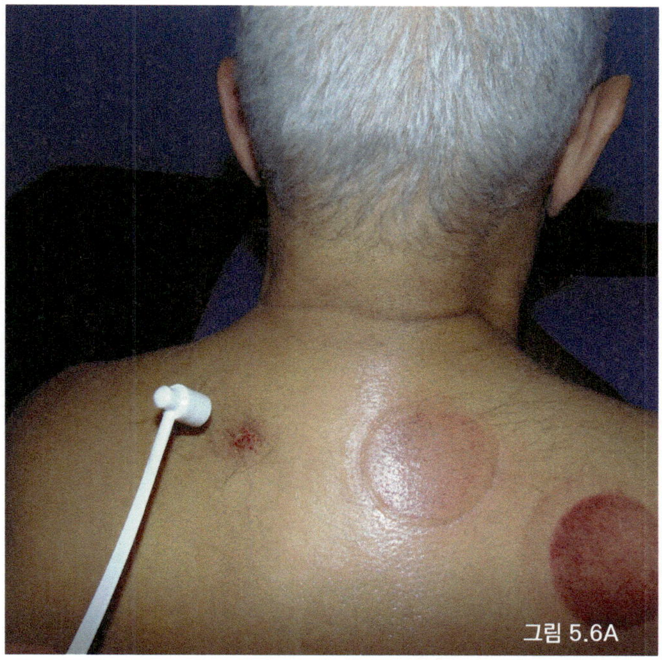
그림 5.6A

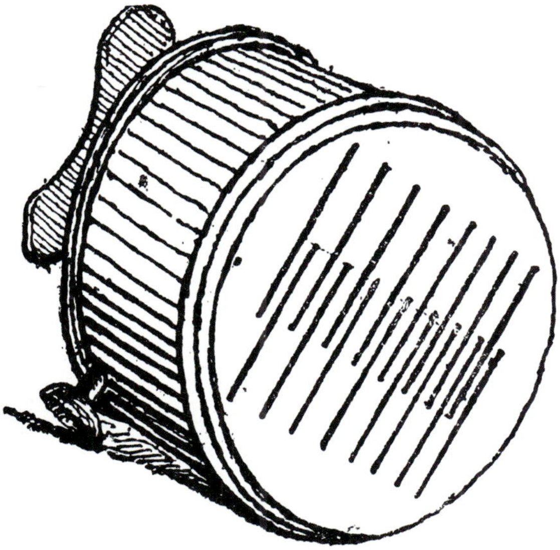
그림 5.5

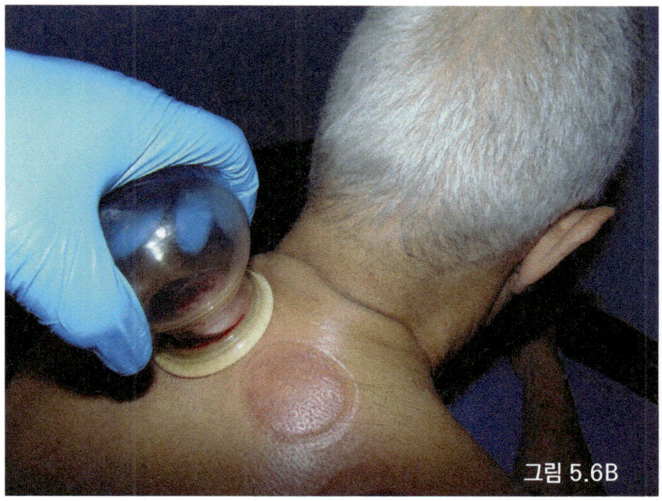
그림 5.6B

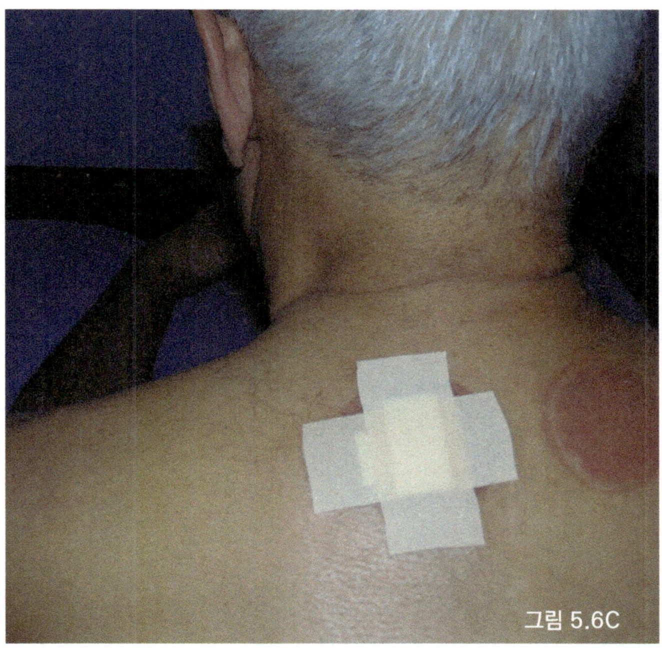
그림 5.6C

그림 5.1: 유관법
부항을 필요한 시간 동안 제자리에 유지한다.

그림 5.2: 주관법
혈액 순환을 촉진하고 피로한 근육을 이완시키는 데 도움이 된다.

그림 5.3: 섬관법
약한 부항 자극이 예상되는 결과이다.

그림 5.4: 빙관법(냉각 기법)

그림 5.5: 난절도 (scarificator)
기계식 방혈 장비
출처: Wellcome Foundation

그림 5.6: 습식부항
A. 매화침(칠성침)이나 수술용 란셋을 사용하여 부위를 방혈한다.
B. 부항을 제거할 때는 수술용 장갑을 착용해야 한다.
C. 출혈 부위는 멸균 거즈로 덮어야 한다.

온부항법 또는 냉부항법? Hot or cold cupping therapy?

온부항법과 냉부항법 중 어느 것이 더 효과적인지에 대한 질문을 자주 받곤 한다. 실제로 두 방법 모두 효과적이다! 시술 방법은 환자의 상태에 따라 크게 달라질 수 있다. 대부분의 건강한 사람들에게는 이 두 가지 방법 모두 최상의 결과를 제공할 수 있다. 그러나 환자가 추위를 많이 타거나, 감기, 떨림, 촉진 시 냉감이 느껴지는 등의 한증(寒證)이 있는 경우에는 온부항법이 더 적합하다. 반대로 치료 부위에 심각한 염증이 있는 경우에는 냉부항법이 더 적절한 선택이 될 수 있다.

제 6 장

부항요법의 주의 사항

What to Anticipate During Cupping Therapy

전신 마사지 또는 도수교정 방법에는 다양한 고유 기술이 존재한다. 일부 기술은 피부 표면에 부드러운 접촉과 가벼운 움직임을 통해 이루어지는 반면, 다른 기술에서는 피부에 더 강한 압력을 가하거나 심지어 '피부를 후벼파는 듯한' 동작이 있을 수 있다. 모든 마사지 기술은 림프와 혈액의 순환을 촉진하고 근육의 긴장을 완화시켜 마사지를 받는 사람이 편안하고 긴장이 풀릴 수 있도록 고안되었다.

부항요법의 독특한 경험 중 하나는 부항이 피부와 접촉할 때 느껴지는 '당기는' 느낌이다. 부항을 시행하는 동안 건강한 피부는 열감을 동반하며 분홍빛이 도는 붉은색으로 변화한다. 이런 피부의 반응은 진단 과정에서도 중요한 역할을 한다. 피부색이 변하지 않으면 혈액순환이 원활하지 않거나 시술 부위에 한증(寒證)이 있음을 나타낼 수 있다. 부항 시술 중 피부색 변화의 중요성을 이해하는 것이 중요하다.

정상적으로 환자는 통증을 느끼지 않아야 하지만 저강도에서 고강도까지 당기는 느낌이 있을 수 있다. 이는 사용된 치료 유형에 따라 다를 수 있다. 치료 후 대부분의 환자는 따뜻함, 이완감, 고양감을 느낀다고 보고한다. 어지러움도 자주 발생하는데 이는 뇌 혈류량의 증가 때문이다. 따라서 부항 시술 후에는 환자가 병원을 떠나기 전 몇 분간 휴식을 취하고 따뜻한 음료를 마시는 것이 권장된다.

색깔은 무엇을 의미하는가? What is in the colour?

부항 시술 후 시술 부위에 나타나는 피부색의 변화는 매우 정상적인 현상이다. 첫 번째와 두 번째 시술 과정에서 분홍색 또는 빨간색의 부항 자국이 생기는 것은 정상 반응이다. 이러한 부항 자국은 보통 10일 이내에 자연스럽게 사라진다. 그러나 피부 유형에 따라, 짙은 빨간색이나 보라색의 부항 자국은 완전히 사라지기까지 최대 2주 혹은 그 이상 걸릴 수 있다(**그림 6.1**).

진단적 관점에서 부항 자국의 색상을 해석하는 방법은 아래에서 설명하였다(**그림 6.2**).

- **분홍색(Pink to light red):** 시술 직후 나타나는 건강한 피부로 예상되는 색이다. 시술 부위에 혈액 공급과 순환이 양호하다는 것을 나타낸다.

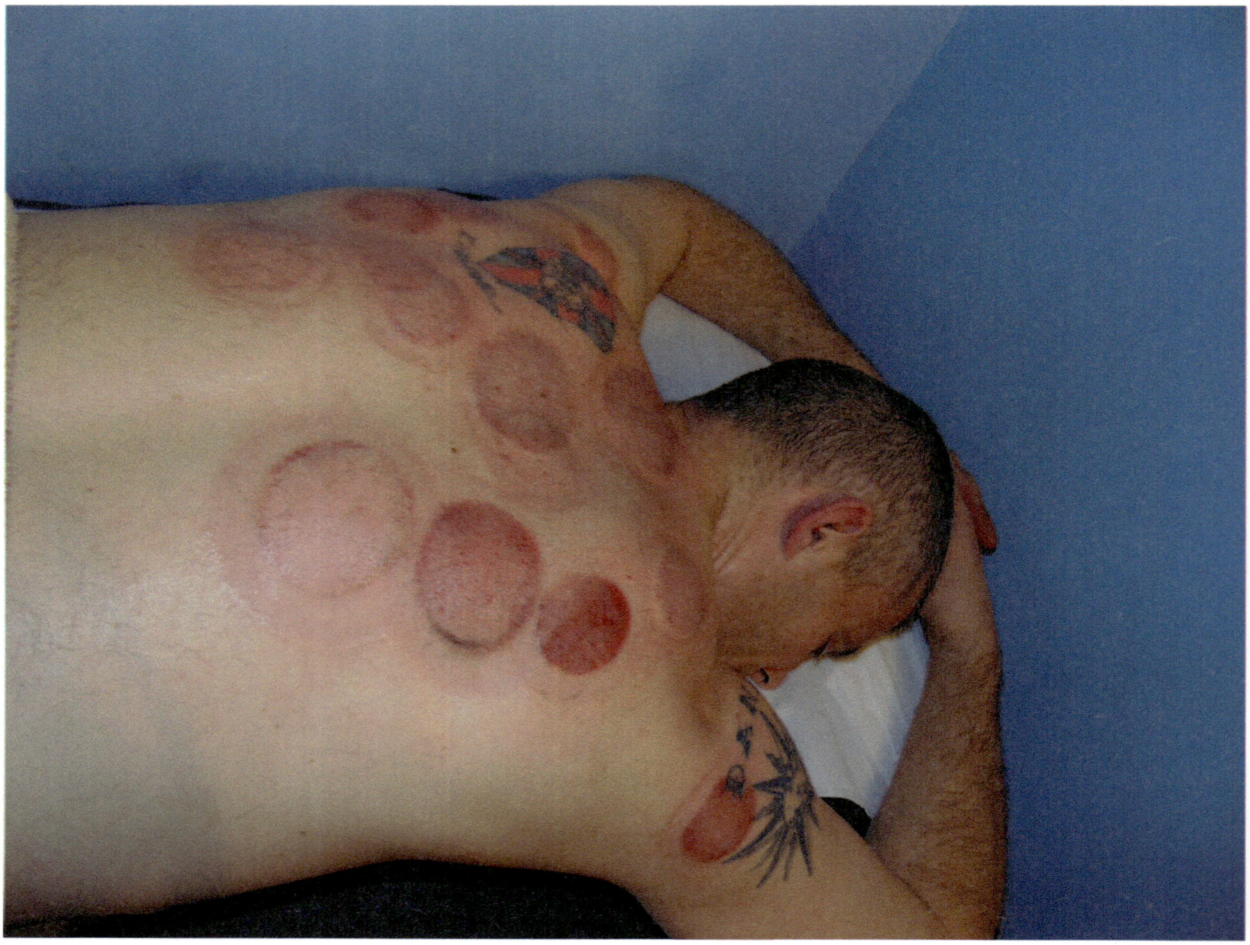

그림 6.1: 과도한 자극에 의해 생긴 부항 자국은 몇 주 동안 지속될 수 있다.

- **선홍색(Bright red):** 첫 번째 및 두 번째 부항 시술 후 나타나는 선홍색 부항 자극은 정상적인 부항 자극으로 간주된다. 그러나 일주일 이상 지속되는 선홍색 부항 자극은 염증 가능성을 시사하거나 어느 정도의 혈액 정체를 나타낼 수 있다. 일반적으로 부항 부위의 지속되는 선홍색 피부는 혈액 정체를 나타낸다. 이것은 만성적인 근육 긴장, 조임, 외상 또는 스포츠 손상을 치료할 때 자주 볼 수 있다.
- **칙칙한 빨간색(Dull red):** 해당 반응을 보이는 부위가 만성적으로 손상되었거나 타격을 받았을 때 나타날 수 있다.
- **검붉은색 또는 자주색(Dark red or purple):** 이러한 색상의 부항 자극은 만성적인 혈액 정체나 독소의 축적을 나타내는데 부항요법 시 환자가 꺼려하는 색소 반응이다. 하지만 치료를 거듭할수록 색상이 옅어지는 것을 볼 수 있으며, 이는 혈액 순환이 개선되고 독소가 제거되고 있음을 의미한다. 과도한 부항 시간이나 흡인 강도는 피부에 검붉은색 또는 자주색 자국을 남기거나 물집을 유발할 수 있다. 외상에 의해서 이러한 삼출물, 혈종이 발생할 수 있으나 부항에 의한 삼출물 또는 혈종이 완전히 제거되면 피부에 영구적인 손상을 일으키는 경우는 드물다.
- **창백(Pale):** 치료 부위의 창백한 피부색은 혈액 공급 부족, 혈액 순환 문제 또는 치료 부위의 한증(寒證)을 나타낼 수 있다. 이 상태는 야외에서 일하고 요통을 호소하는 사람들에게서 흔히 볼 수 있다. 추위(寒邪)와 바람(風邪)의 영향으로 근육층까지 혈관이 수축하고 혈액 순환이 잘 이루어지지 않아 근육 경련과 통증이 발생할 수 있다. 치료가 진행됨에 따라 평소와 같은 건강한 분홍~붉은 피부색으로 돌아온다(이것은 6~10회의 방문이 필요할 수 있음).

- **분홍색**: 치료 부위로의 정상적인 혈류 표시
- **선홍색**: 국소 염증이 있을 수 있다는 징후
- **칙칙한 빨간색**: 만성 혈액 정체의 징후
- **검붉은색 또는 자주색**: 혈액 정체 또는 독소 축적을 겸한 '한증(寒證)'의 징후
- **창백**: 치료 부위의 '한증(寒證)' 또는 혈액 순환 불량의 징후

그림 6.2: 피부에 있는 부항 자극의 중요성

제 7 장

운동 선수를 위한 부항요법

Cupping Therapy for Athletes

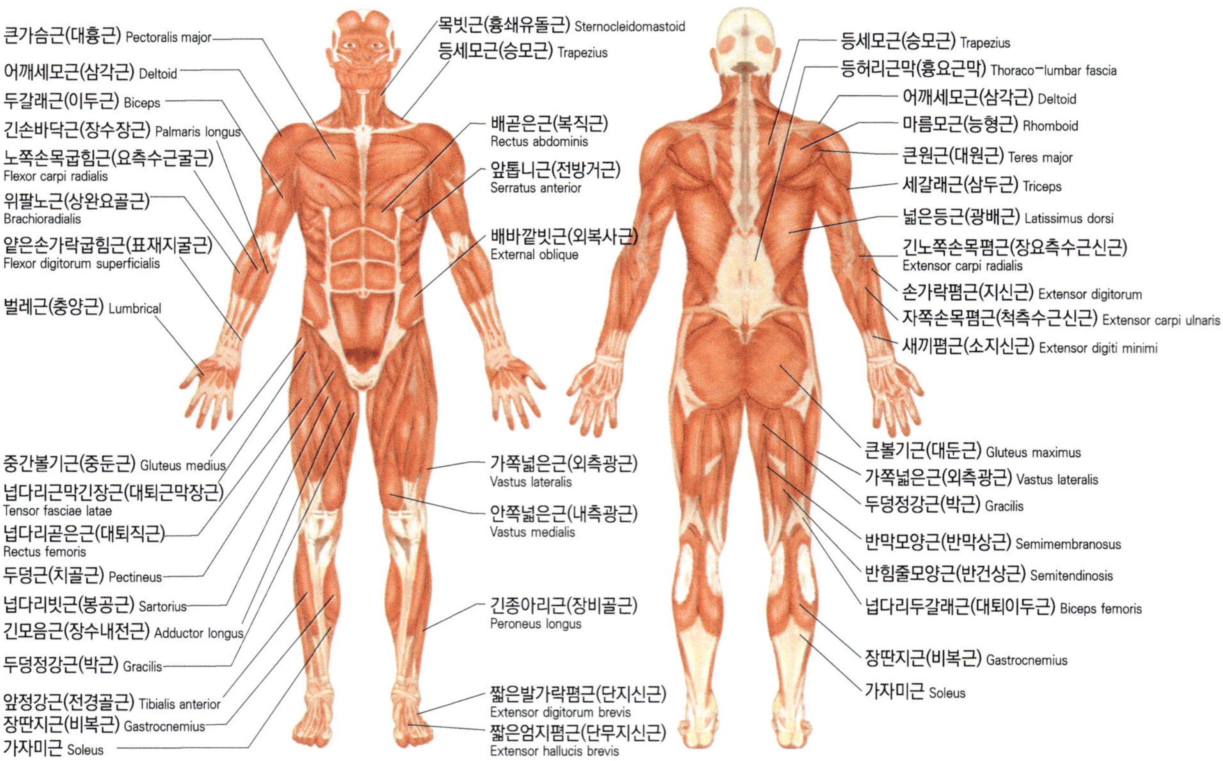

그림 7.1: 해부학적 참조

근육 성능에 미치는 영향 Effects on muscle performance

근육 조직은 신체 움직임을 담당하는 강력한 섬유성 조직으로 혈관과 신경이 풍부하게 분포해 있다. 사소한 움직임조차도 모두 근육과 힘줄에 의해 실행된다. 근육은 개별적으로 작동하기보다는 근육군을 이루어 함께 작동한다. 골격 운동은 단일 근육이 아닌 근육군에 의해 이루어진다. 근육은 크게 세 가지 유형으로 나뉜다. 첫 번째는 골격근 또는 수의근으로, 우리가 의식적으로 조절할 수 있는 근육이며 손, 다리, 목 근육 등이 여기에 해당한다. 이 근육들은 몸 전체에 분포한다. 두 번째는 평활근 또는 불수의근으로, 장이나 방광과 같이 자동적으로 작동하며 우리가 의식적으로 조절할 수 없는 근육이다. 세 번째는 심장 근육인 심근으로, 심장의 펌프 작용을 담당한다.

근육이 제대로 기능하고 에너지를 생성하기 위해서는 근육군의 유형에 관계없이 필수적인 성분이 요구된다. 첫 번째로 비타민 및 미네랄과 같은 영양소와 산소를 근육에 공급하기 위해 혈액이 연료로 사용된다. 이것은 근육의 효율적인 작동과 성장을 위해 필수적이다. 두 번째로 효과적인 림프 배수와 근육 대사로 인한 노폐물의 처리를 촉진하는 것이 중요하다. 힘차고 건강한 근육을 유지하기 위해서는 혈액 공급이 원활해야 한다. 이것은 근육의 회복 과정을 돕고 염증과 통증을 줄여준다. 근육은 유연성을 가지고 있어야 하며, 빠르게 늘어났다가 원래 상태로 빠르게 돌아올 수 있는 능력이 필요하다. 이는 운동 능력과 근육의 회복력을 향상시킨다. 마지막으로 통증, 뻣뻣함 또는 유착 부위가 없어야 한다.

운동 선수들이 때때로 신체의 전반적인 건강 관리보다 근육 훈련과 체력 증진에 너무 집중하는 경우가 있다. 이러한 접근은 근육 손상과 근육 피로를 초래하는 과사용으로 이어질 수 있다. 과도한 근육 운동은 산소 결핍과 젖산 형태의 노폐물 축적을 초래할 수 있는데 이는 근육통, 근육 경련, 뻣뻣함, 유착, 피로, 기능 저하 또는 회복 시간의 지연 등 다양한 부정적 증상으로 나타날 수 있다. 또한, 과도한 운동은 심장과 신장에 추가적인 부담을 줄 수 있다.[1]

재활 프로그램 중 부항요법 Cupping therapy during rehabilitation programmes

부항요법은 손상이나 과도한 운동 후 근육 회복을 촉진하는 데 효과적인 치료 방법으로 인정받고 있다. 정형외과 임상 조교수이자 '*Sports Medicine*'의 공동저자인 Giles R. Scuderi 박사는 "국소 조직의 산소화(pO2, 조직 산소 분압)가 상처 치유에서 가장 중요한 요소"라고 언급했다. 대부분의 스포츠 의사들 역시 근육의 회복은 운동 중보다는 휴식 중에

1 Barach, J.H. (1913) *Against Over-Athleticism*. From the Transactions of the Fourth International Congress on School Hygiene, Buffalo, NY, August 1913.

이루어진다는 점에 동의한다.[2] 근육 회복을 최대화하기 위해서는 충분한 휴식과 혈액 및 체액 순환을 촉진하는 부드러운 스트레칭이 필수적이다. 이러한 단계에서 저강도 또는 중강도의 부항은 피로하거나 손상된 근육 조직에 신선한 산소와 영양분을 공급하여 회복 시간을 단축시키는 데 이상적인 치료 방법이다.

골격근에 대한 부항요법의 적용:

- 산소와 영양소가 풍부한 혈액의 빠른 유입은 근육 조직의 기능을 향상시키고 조직 손상의 치유를 촉진한다.
- 피하 조직액을 제거하여 혈액 및 림프 순환을 개선한다.
- 조직의 탄력을 높이고 및 근육의 긴장을 줄인다.
- 영양소가 근육과 뼈에 공급되도록 돕는다.
- 표재성 근육 조직의 산소 포화를 유도한다.
- 근육과 힘줄을 이완한다.
- 근육 긴장과 통증을 완화한다.
- 근육 섬유를 부드럽게 하고 스트레칭을 돕는다.
- 근육의 유연성과 강도를 높인다.
- 관절 가동 범위와 근육 유연성을 향상시킨다.
- 과도한 근육 긴장을 완화하여 관절을 돕는다.
- 근육 유착 감소에 도움이 된다.
- 근긴장도 회복에 도움이 된다.
- 골격근의 림프 순환과 노폐물 배출을 돕는다.
- 근육에 에너지를 공급하고 특히 재활 기간 동안 회복 주기 단축을 돕는다.

스포츠 성능 및 부항요법 프로토콜 Sports performance and cupping therapy protocol

첫 치료 시 5~10분 동안 지속되는 유관법을 저강도에서 중강도로 적용하고 이어지는 치료 기간 동안 지속 시간과 흡인 강도를 늘린다. (유관법)부항을 제거한 후 주관법을 사용하여 부항마사지를 지속한다. 부항을 시행하는 동안 근육의 윤곽을 따라가는 것이 근육통을 다룰 때 가장 효과적인 방법이다. 긴장, 염좌, 건염 및 제한된 관절 운동과 같은 근육 손상의 경우 동일한 치료 계획을 적용한다.

2 Scuderi, G. and McCann, P. (2004) *Sports Medicine: A Comprehensive Approach*, 2nd edition. Philadelphia, PA: Elsevier Mosby.

시술 기호
유관법 시술 ◯
주관법 시술 /////

부항의 빈도는 환자의 증상이나 상태에 따라 일주일 동안 1회에서 3회까지 다양하게 적용될 수 있다. 일반적으로 상태가 만성적인 경우 더 많은 치료가 필요할 수 있다. 근육이나 관절에 염증이 있는 경우 저강도에서 중강도의 빙관법을 적용한다. 최근에 발생한 손상, 외상, 또는 타박상이 있는 경우에는 부항을 피해야 한다.

이 절에서는 부항요법이 특정 스포츠 활동에 참여하기 전, 중, 후에 선수들에게 주는 이점을 간략하게 설명한다.

- 양궁
- 배트 및 클럽 기반 스포츠(야구, 크리켓, 골프)
- 사이클링
- 다트
- 원반던지기
- 축구
- 네트 기반 스포츠(농구, 네트볼, 배구)
- 라켓 기반 스포츠(배드민턴, 스쿼시, 탁구, 테니스)
- 달리기
- 스키 기반 스포츠(스키, 수상스키)
- 수영
- 수상 스포츠(조정, 카약, 카누, 요트, 급류 래프팅, 스컬링)
- 역도 및 파워리프팅

쉽게 참조할 수 있도록 각 종목의 운동 선수에 대한 부항 시술 부위, 근육군과 부상 발생 가능성이 있는 부위를 표시한 그림을 첨부하였다.

양궁 Archery

관련 해부학

양궁은 신체에 큰 손상을 주지 않는 비접촉 스포츠로 대부분의 다른 스포츠보다 활동량이 적은 편이다. 그럼에도 불구하고 연습과 경기 중 반복적인 움직임으로 인해 양궁 선수들은 반복적 긴장 손상[반복사용 긴장성 손상증후군, RSI(Repetitive Strain Injury)]의 위험에 처할 수 있다. 양궁 선수들은 이러한 반복 동작으로 인한 과사용 손상을 방지하기 위해 정기적인 근력 및 유연성 운동을 실시해야 한다. 상체에 스트레스가 집중되기는 하지만 강한 다리 근육은 활을 쏘기 위한 견고한 기반을 마련해준다.[3]

양궁에 사용되는 주요 근육군

- 견갑대의 근육: 넓은등근(광배근), 큰원근(대원근), 어깨세모근(삼각근).
- 목 근육: 어깨올림근(견갑거근), 등세모근(승모근).
- 코어 근육: 배곧은근(복직근), 배빗근(복사근) 및 척주세움근(척주기립근).
- 대퇴와 엉덩이의 근육: 볼기근(둔근), 넙다리뒤근(슬괵근) 및 넙다리네갈래근(대퇴사두근).[4]

양궁에서 자주 발생하는 부상

- 회전근개 손상(**그림 7.3** 참조).
- 건염.
- 근육 긴장.
- 타박상.[5]

3 Haywood. K.M. and Lewis, C.F. (1997) *Archery: Steps to Success*, 2nd edition. Champaign, IL: Human Kinetics Publishers.

4 Walker, B. (2017) 'Archery stretches and flexibility exercises', StretchCoach website, http://stretchcoach.com/articles/stretches-for-archery

5 Walker, B. (2017) 'Archery stretches and flexibility exercises', StretchCoach website, http://stretchcoach.com/articles/stretches-for-archery

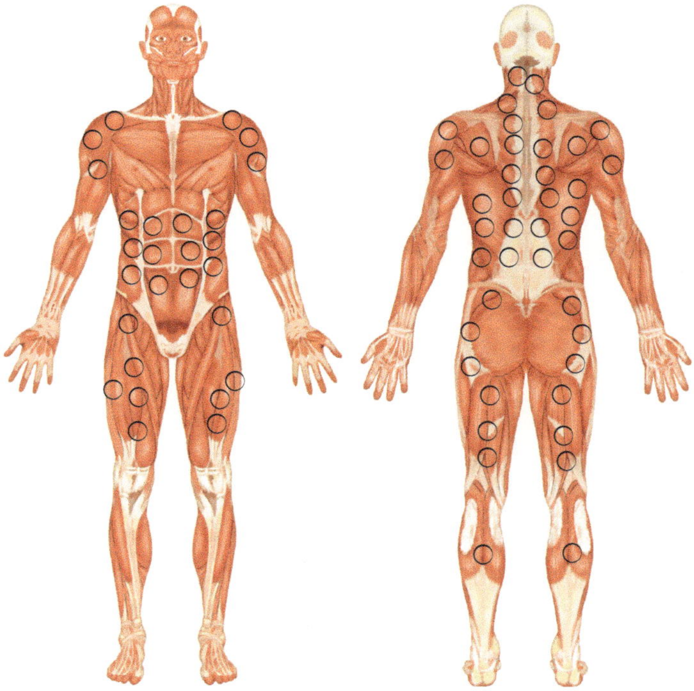

그림 7.2: 양궁에서 부상 발생 가능한 부위와 부항 시술 부위

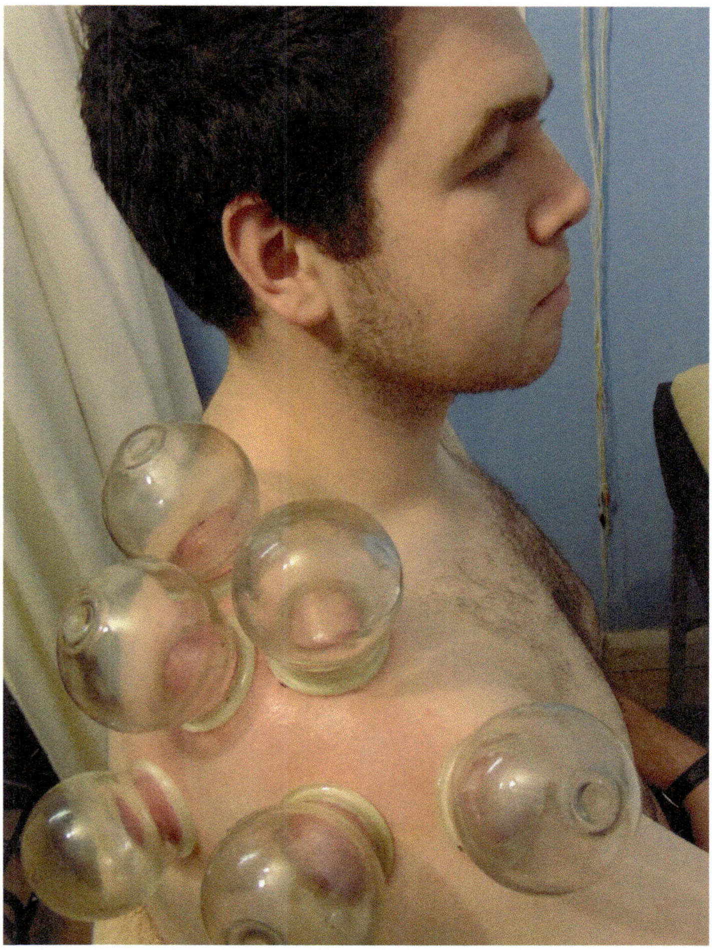

그림 7.3: 부항요법의 회전근개 손상 치료
회전근개 손상은 클리닉에서 가장 흔히 볼 수 있는 스포츠 손상 중 하나이다.

배트 및 클럽 기반 스포츠(야구, 크리켓, 골프)
Bat- and club-based sports (baseball, cricket, golf)

관련 해부학

야구, 크리켓, 골프와 같은 배트 및 클럽 기반 스포츠는 주로 상체, 특히 어깨, 팔꿈치, 손에 많은 스트레스를 준다.[6] 던지는 동작은 발에서 시작해 던지는 팔의 손가락까지 이어지며, 최적의 성능을 위해서는 이러한 움직임이 특정한 방식으로 연결되어 운동 사슬을 형성해야 한다. 운동 사슬은 "역동적인 움직임을 생성하기 위해 신체의 다양한 부분이 활성되고, 가동되며, 안정되는 공동 작용의 순서"로 정의된다.[7]

배트 및 클럽 기반 스포츠에 사용되는 주요 근육군

- 상체의 전면 및 후면 근육: 목빗근(흉쇄유돌근), 어깨세모근(삼각근), 가슴근(흉근), 등세모근(승모근), 세갈래근(삼두근), 두갈래근(이두근), 배근육(복근), 넓은등근(광배근), 척주세움근(척주기립근).
- 다리 근육: 넙다리뒤근(슬괵근), 넙다리네갈래근(대퇴사두근).
- 아래팔 근육: 폄근(신근), 굽힘근(굴근).

배트 및 클럽 기반 스포츠에서 자주 발생하는 부상 부위

- 머리, 얼굴.
- 목, 척추, 등.
- 어깨, 가슴.
- 팔, 팔꿈치(**그림 7.5** 참조).
- 손목, 손, 손가락.
- 복부, 엉덩이, 사타구니.
- 허벅지.
- 무릎.
- 발목, 발, 발가락.[8]

6 British Medical Association (2010) *The BMA Guide to Sports Injuries*. London: Dorling Kindersley.

7 Mallac, C., The Sports Injury Doctor website, www.sportsinjurybulletin.com, Bulletin No. 130.

8 British Medical Association (2010) *The BMA Guide to Sports Injuries*. London: Dorling Kindersley.

배트 및 클럽 기반 스포츠(야구, 크리켓, 골프)
Bat- and club-based sports (baseball, cricket, golf)

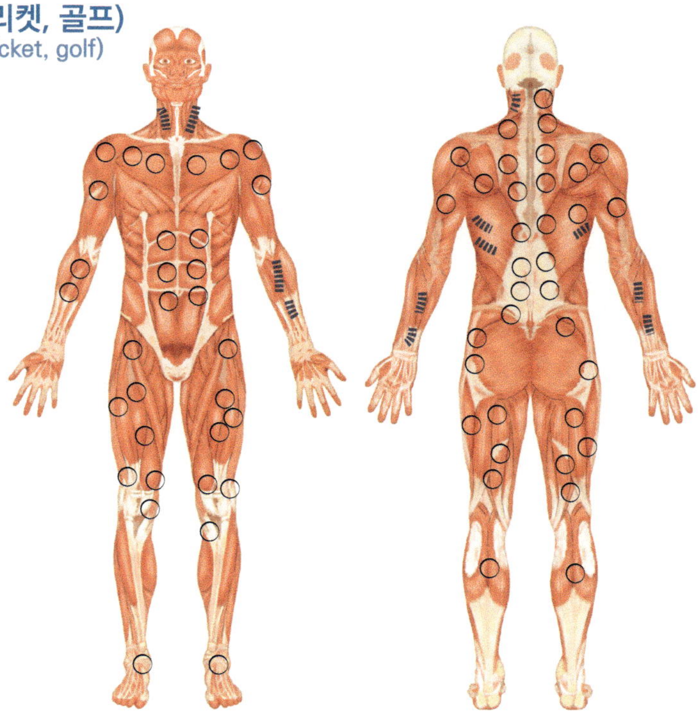

그림 7.4: 배트 및 클럽 기반 스포츠에서 부상 발생 가능한 부위와 부항 시술 부위

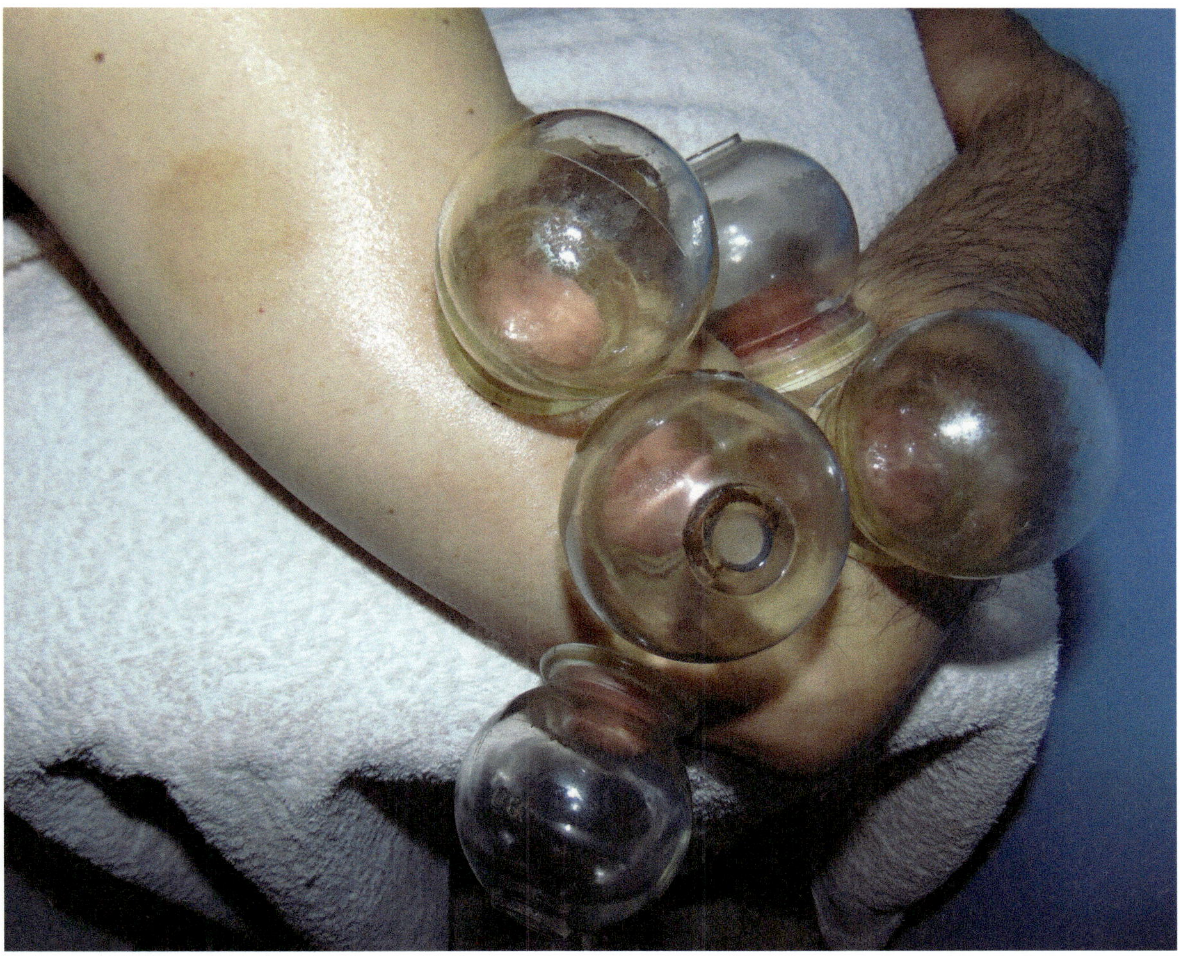

그림 7.5: '골프 엘보' 증후군 치료

사이클 Cycling

관련 해부학

사이클은 '저충격 체중 부하 스포츠'[9]로 여겨지며 젊은이부터 70대까지 모든 연령대가 즐길 수 있다. 자전거를 탈 때는 신체의 모든 근육군이 활성되며, 얇고 유연하며 강한 근육 구조가 유리하다. '사이클링 체력은 주로 근력, 심혈관 지구력, 근지구력, 힘에 의해 결정된다.[10]

사이클에 사용되는 주요 근육군

- 상체(어깨, 가슴 및 팔): 큰가슴근(대흉근), 어깨세모근(삼각근), 두갈래근(이두근), 세갈래근(삼두근).
- 하체: 볼기근(둔근), 넙다리뒤근(슬괵근), 넙다리네갈래근(대퇴사두근), 장딴지근(비복근).

사이클링에서 자주 발생하는 부상 부위

- 목, 척추, 등.
- 어깨, 가슴.
- 팔, 팔꿈치.
- 손목, 손, 손가락.
- 허벅지.
- 무릎(**그림 7.7** 참조).
- 종아리.
- 발목, 발 및 발가락.[11]

9 Andrews, G. and Doughty, S. (2007) *The Cyclist's Training Manual*. London: A&C Black.

10 Laurita, J. (2013) *Anatomy of Cycling*. London: Bloomsbury, p.11.

11 British Medical Association (2010) *The BMA Guide to Sports Injuries*. London: Dorling Kindersley.

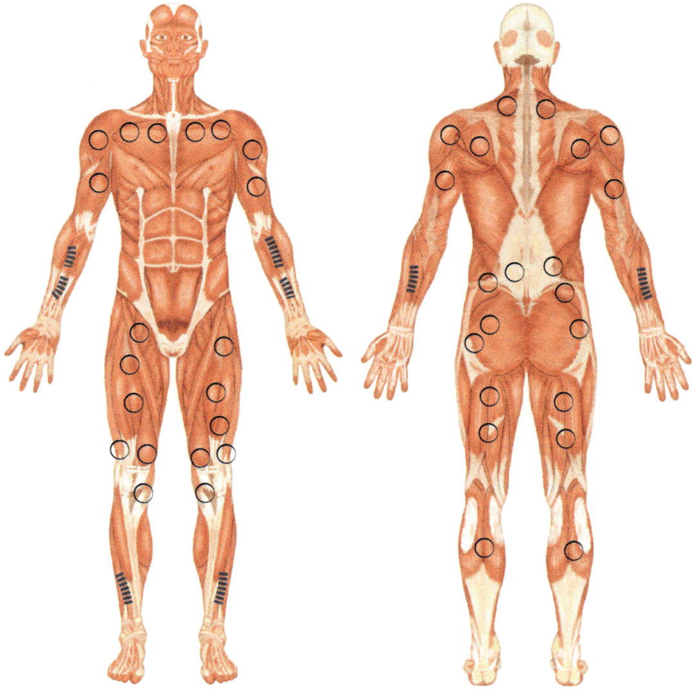

그림 7.6: 사이클링에서 부상 발생 가능한 부위와 부항 시술 부위

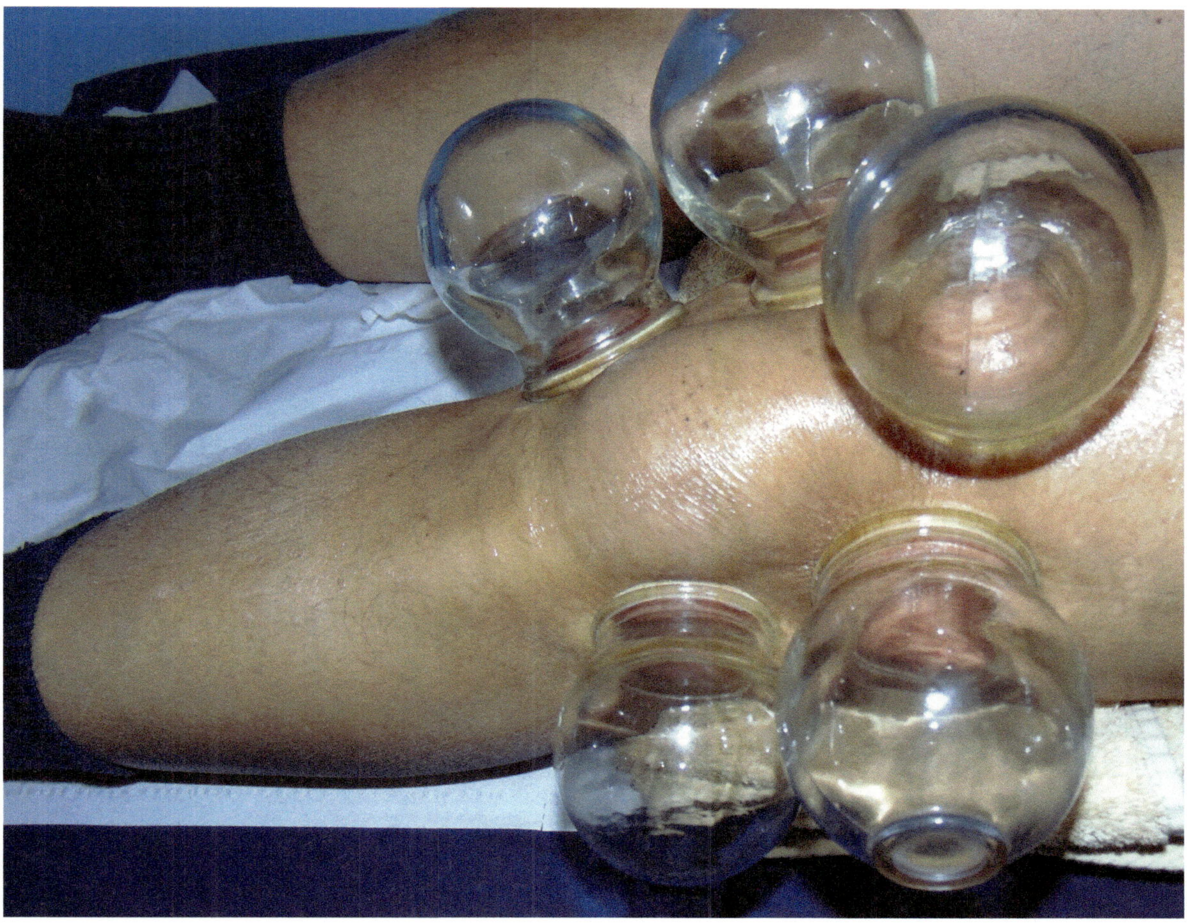

그림 7.7: 만성적인 무릎 손상 치료
무릎 손상은 임상에서 흔히 볼 수 있는 또 다른 질환이다.

다트 Darts

관련 해부학

다트는 주로 펍에서 남녀노소 모두가 캐주얼하게 즐기는 게임이다. 편안하게 즐길 수도 있겠지만 경쟁적인 스포츠가 될 수도 있다. 다트를 어떻게 플레이하든 강한 팔 근육, 유연성, 그리고 좋은 눈-손 조정 능력은 다트 게임에서 필수적인 요건이다.

다트에 사용되는 주요 근육군

- 어깨: 등세모근(승모근), 어깨세모근(삼각근), 회전근개 근육.
- 상완 근육: 두갈래근(이두근), 세갈래근(삼두근).
- 팔꿈치, 팔뚝 및 손목: 손의 폄근(신근) 및 굽힘근(굴근).

다트에서 자주 발생하는 부상 부위

- 어깨.
- 목(**그림 7.9** 참조).
- 팔꿈치.
- 팔뚝.
- 손목.

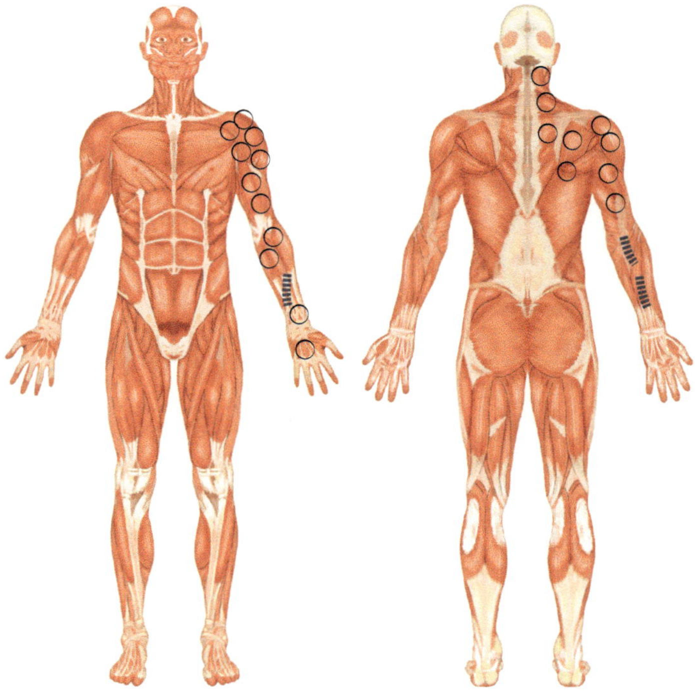

그림 7.8: 다트에서 부상 발생 가능한 부위와 부항 시술 부위

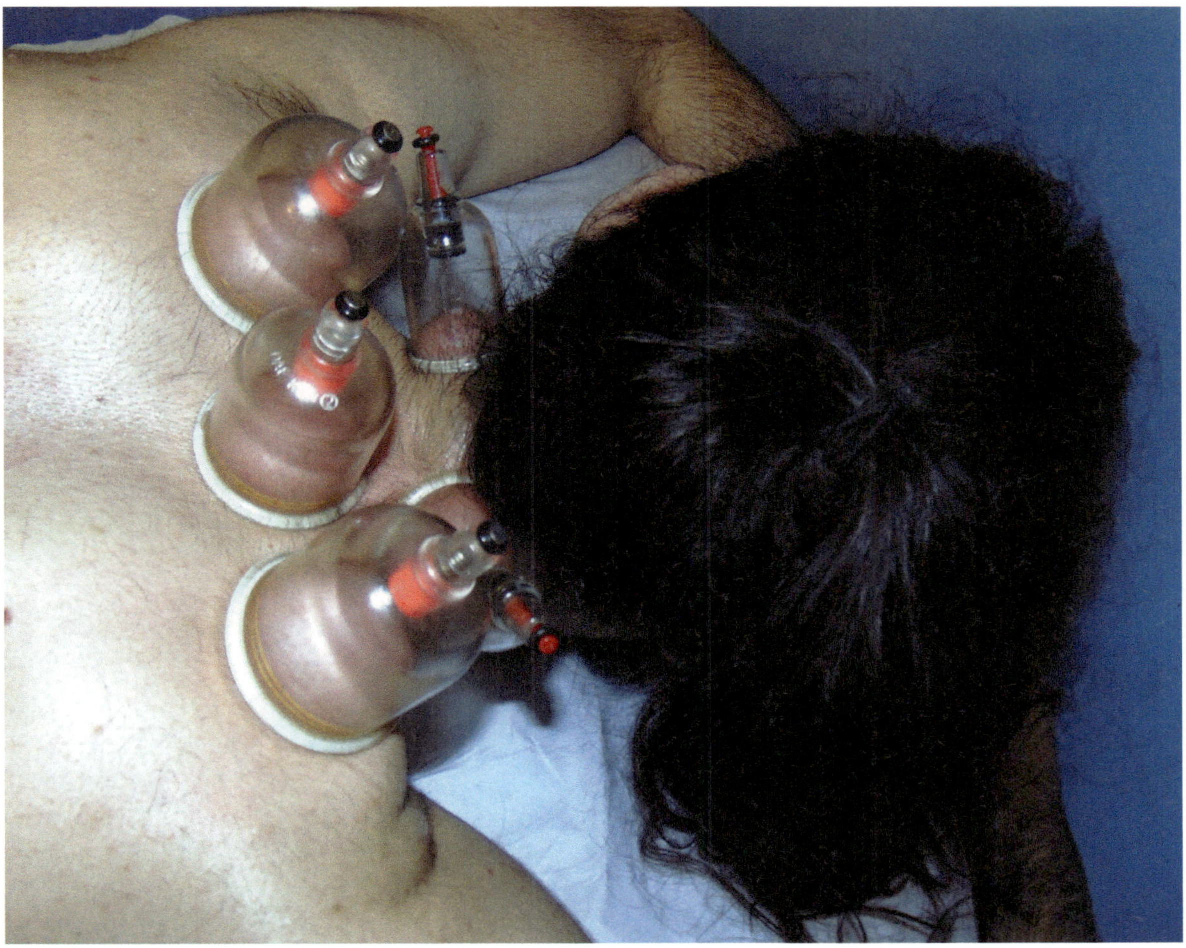

그림 7.9: 목 손상을 치료할 때는 크기가 작은 부항을 선택한다.

원반던지기 Discus

관련 해부학

원반던지기는 고대 올림픽에서부터 시작되어 미론(Myron)이 제작한 고대 조각상 디스코볼로스(*Discobolus*)를 통해 힘의 상징으로 묘사된다. 현대의 육상 선수들은 여전히 원반을 가능한 한 멀리 던지기 위해 노력한다. 이 종목에서 성공하기 위해서는 모든 주요 근육군에서 최대의 힘을 발생시킬 수 있는 능력이 필요하다. 특히 원반을 던질 때는 근육이 가장 짧은 시간 안에 최대의 힘을 발휘해야 하므로 속근 섬유(fast-twitch fibres)가 중요한 역할을 한다.[12]

원반던지기에 사용되는 주요 근육군

- 상체: 등세모근(승모근), 척주세움근(척주기립근).
- 어깨와 가슴: 큰가슴근(대흉근), 어깨세모근(삼각근), 회전근개.
- 팔뚝과 손목: 팔의 폄근(신근)과 굽힘근(굴근).
- 하체: 볼기부위(둔부), 넓적다리(대퇴부) 및 다리 근육[네갈래근(사두근), 앞정강근(전경골근), 장딴지근(비복근)].

원반던지기에서 자주 발생하는 부상

- 오목위팔인대(상완관절인대)(GL).
- 회전근개 근육 손상.
- 고관절의 관절순 파열(**그림 7.11** 참조).
- 발목 염좌.[13]

12 Voza, L. (2017) 'Which muscles are used when throwing a discus?' www.livestrong.com/article/332308-muscles-used-throwing-discus

13 Rockwell, R. (2017) 'Discus Thrower Injuries.' https://www.livestrong.com/article/discus-thrower-injuries

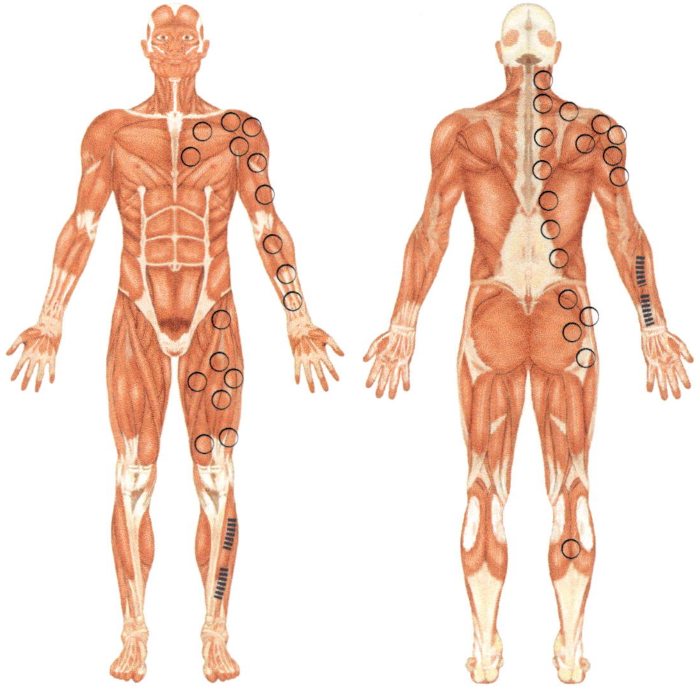

그림 7.10: 원반던지기에서 부상 발생 가능한 부위와 부항 시술 부위

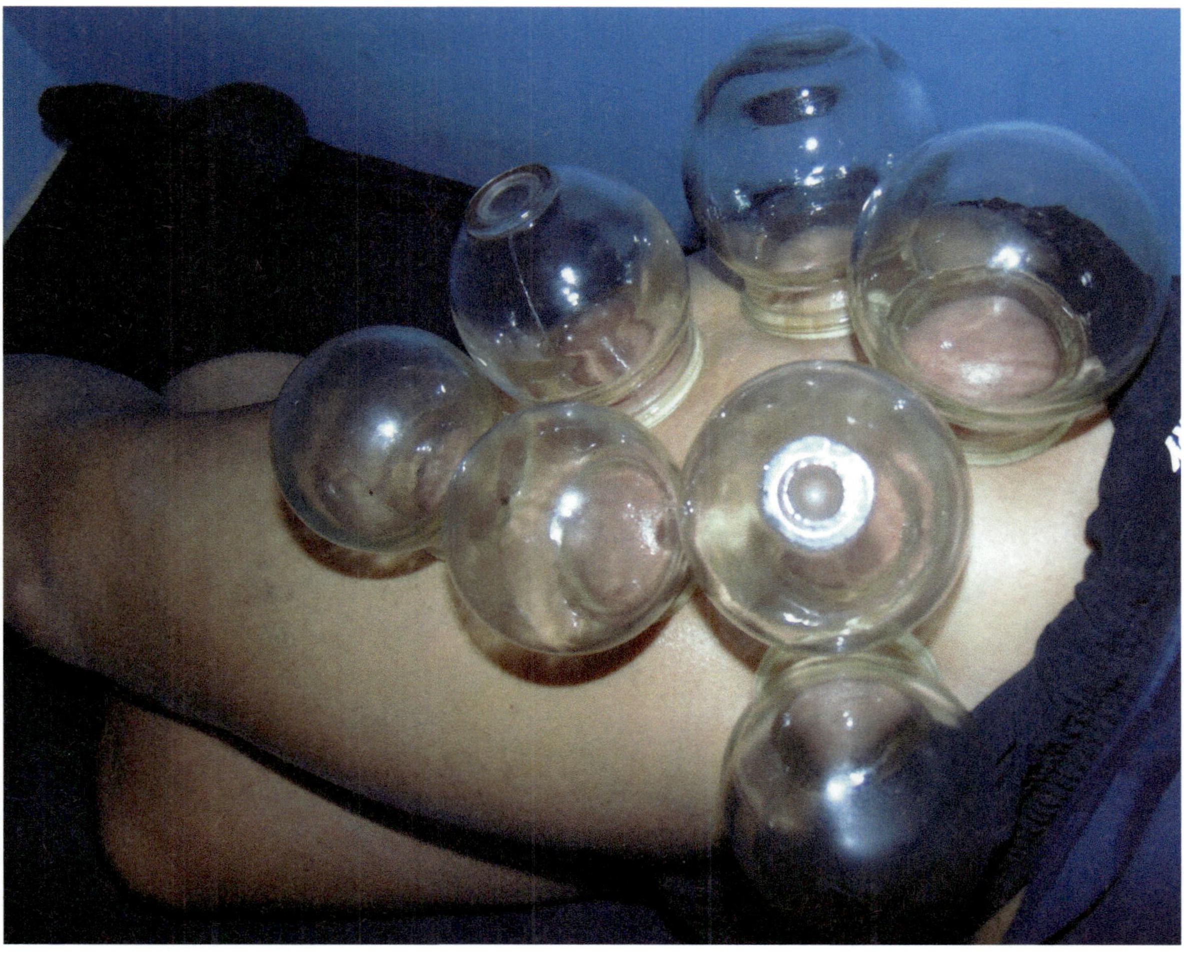

그림 7.11: 고관절 관절순 파열을 치료할 때는 큰 부항을 선택한다.

축구 Football

관련 해부학

축구는 충돌 및 손상 위험이 높은 접촉성 팀 스포츠이다.[14] 축구 경기에서는 거의 모든 골격근이 작용한다. 축구 선수는 일정한 속도로 계속 달리지 않는다. 축구는 선수들이 서로 다른 강도로 달리고 태클, 패스, 드리블, 헤딩, 슛과 같은 다양한 동작을 요구하는 간헐적인 다중 동작 스포츠이다. 일반적인 경기에서 1000번 이상 동작을 바꾸고 420개 이상의 다양한 동작 패턴을 사용한다. 공을 가지고 경기하는 시간은 60분 미만이며, 평균적으로 14~18m 거리 내에서 4~6초 동안 활동이 폭발적으로 일어난다. 선수는 평균적으로 경기당 2분 미만 동안 공을 터치한다. 축구 경기에서의 운동 비율은 걷기/서기 28%, 조깅 26%, 달리기(저속) 21%, 달리기(중속) 14%, 달리기(고속) 6%, 달리기(전력질주) 3%, 뒤로 달리기 2%로 계산된다.[15]

축구에 사용되는 주요 근육군

- 상체: 어깨세모근(삼각근), 등세모근(승모근), 배근육(복근), 척주세움근(척주기립근), 배빗근(복사근).
- 하체: 볼기근(둔근), 넙다리네갈래근(대퇴사두근), 넙다리뒤근(슬괵근), 장딴지근(비복근), 가자미근.

축구에서 자주 발생하는 부상 부위

- 머리, 얼굴.
- 목, 척추, 등.
- 어깨, 가슴.
- 손목, 손, 손가락.
- 복부, 엉덩이, 사타구니.
- 위쪽 다리.
- 무릎.
- 종아리.
- 발목, 발, 발가락[16] (**그림 7.13** 참조).

14 British Medical Association (2010) *The BMA Guide to Sports Injuries.* London: Dorling Kindersley.

15 Pearson, A. (2007) *SAQ Football: Mechanics of Movement.* London: A&C Black.

16 British Medical Association (2010) *The BMA Guide to Sports Injuries.* London: Dorling Kindersley.

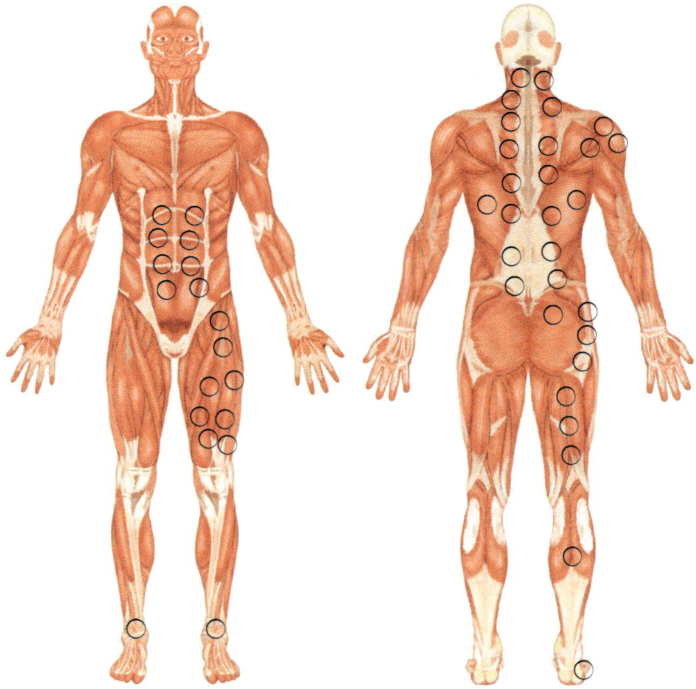

그림 7.12: 축구에서 부상 발생 가능한 부위와 부항 시술 부위

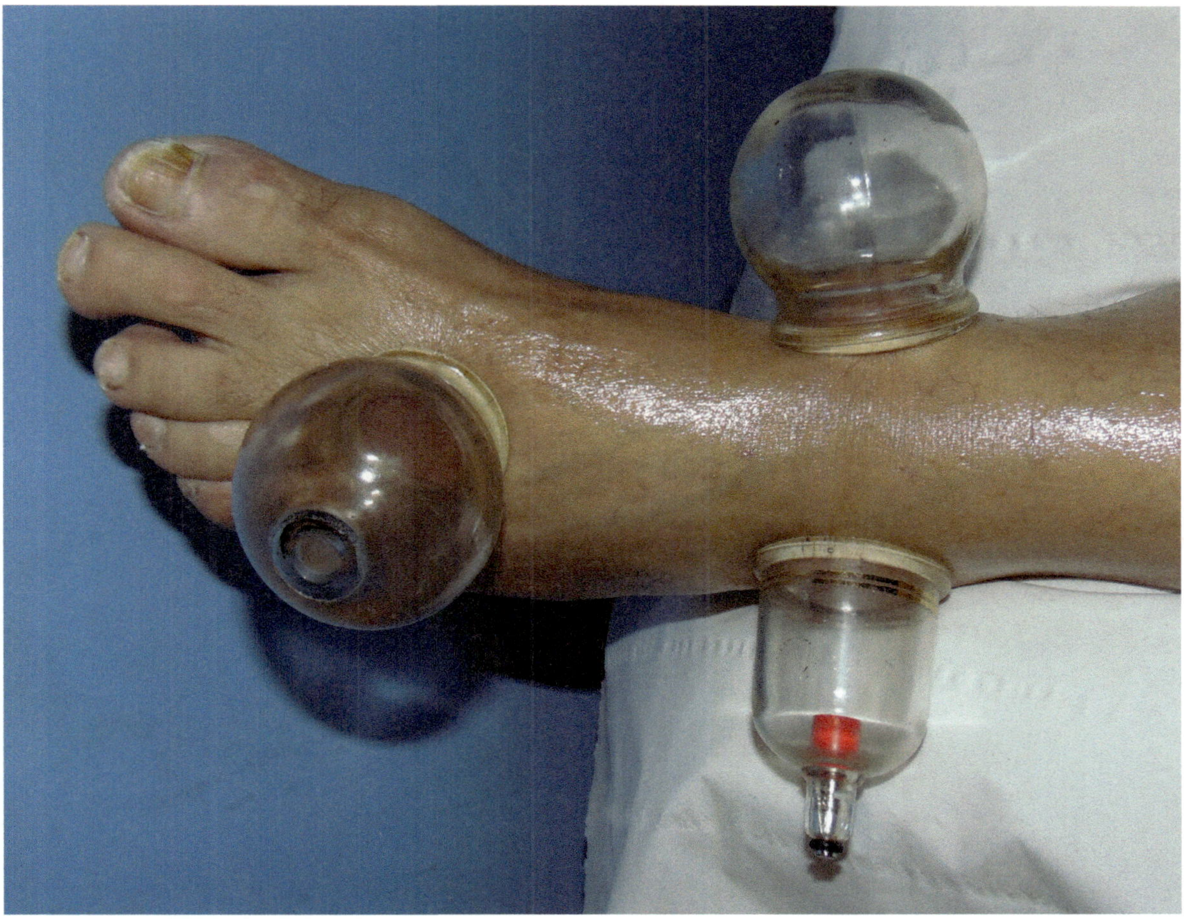

그림 7.13: 발목, 발 및 발가락 손상 치료

무릎, 다리, 발목 및 발 손상은 축구 경기 중 가장 흔히 볼 수 있는 스포츠 손상이다.

네트 기반 스포츠(농구, 네트볼, 배구) Net-based sports (basketball, netball, volleyball)

관련 해부학

농구, 네트볼, 배구와 같은 네트 기반 스포츠는 비접촉성 스포츠로 세계에서 가장 인기 있는 스포츠 중 하나이다. 이러한 스포츠를 위해서는 거대한 근육보다는 날씬하고 강하며 유연한 근육 구조가 필요하다. 달리기, 굽히기, 회전하기, 비틀기, 점프하기와 같은 동작이 모든 네트 기반 스포츠에 포함되며 속도, 지구력, 근육군의 협응 능력이 경기에서 필수적이다. 특히, 강한 다리 근육이 중요한 역할을 하며 여기에는 넙다리네갈래근(대퇴사두근), 넙다리뒤근(슬괵근), 종아리 근육 등이 포함된다.

네트 기반 스포츠에 사용되는 주요 근육군

- 상체: 넓은등근(광배근), 어깨세모근(삼각근), 가슴근(흉근), 회전근개, 세갈래근(삼두근), 두갈래근(이두근).
- 하체: 엉덩이 및 다리 근육 – 볼기근(둔근), 넙다리뒤근(슬괵근), 넙다리네갈래근(대퇴사두근), 장딴지근(비복근).

네트 기반 스포츠에서 자주 발생하는 부상 부위

- 목, 척추, 등(**그림 7.15** 참조).
- 어깨, 가슴.
- 팔, 팔꿈치.
- 손목, 손, 손가락(**그림 7.17** 참조).
- 복부, 엉덩이, 사타구니.
- 위쪽 다리.
- 무릎.
- 종아리.
- 발목, 발 및 발가락.[17]

17 British Medical Association (2010) *The BMA Guide to Sports Injuries*. London: Dorling Kindersley.

네트 기반 스포츠(농구, 네트볼, 배구)

Net-based sports (basketball, netball, volleyball)

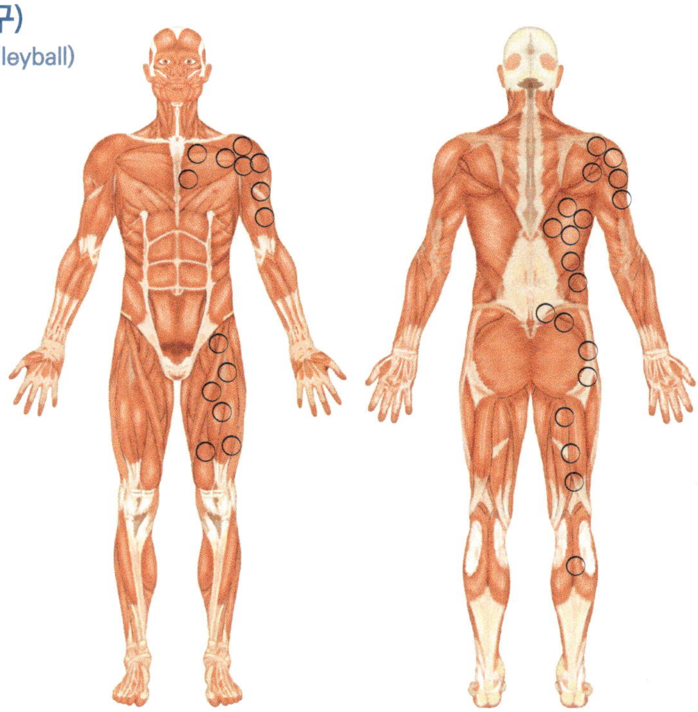

그림 7.14: 네트 기반 스포츠에서 부상 발생 가능한 부위와 부항 시술 부위

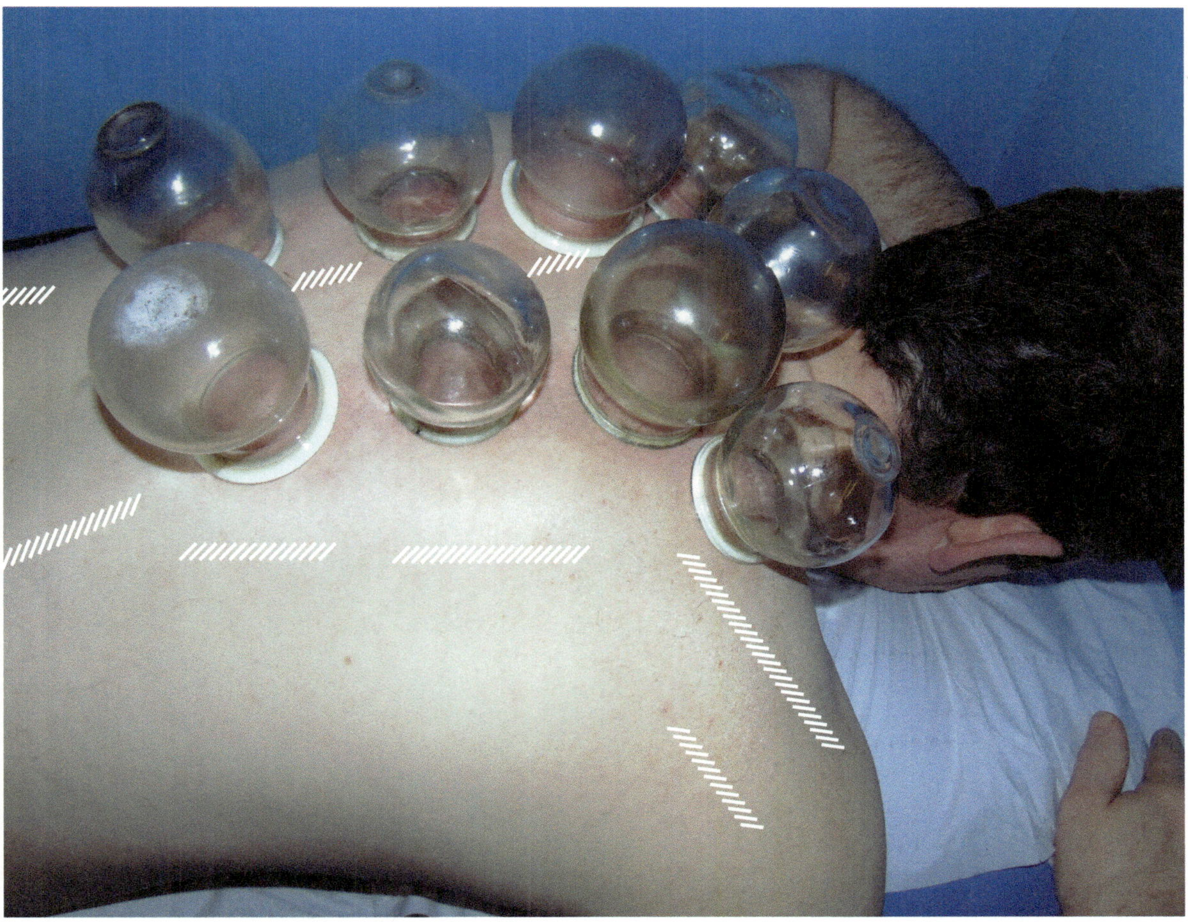

그림 7.15: 목, 척추 또는 허리 손상을 치료할 때 유관법 외에도 주관법을 권장한다. 이렇게 하면 정체된 혈액이 분산되어 근육이 더 빨리 회복된다.

라켓 기반 스포츠(배드민턴, 스쿼시, 탁구, 테니스)

Racket-based sports (badminton, squash, table tennis, tennis)

관련 해부학

배드민턴, 스쿼시, 탁구, 테니스와 같은 대부분의 라켓 기반 스포츠는 네트 위로 공을 넘기기 위해 상체와 하체를 광범위하게 사용하는 빠른 속도의 스포츠이다. 이러한 스포츠는 특히 심폐 지구력을 요구하는 경기에서 다리, 무릎, 발목, 체간부, 상체 및 팔에 상당한 부하를 가한다.

라켓 기반 스포츠에 사용되는 주요 근육군

- 다리 근육: 특히 넙다리네갈래근(대퇴사두근), 넙다리뒤근(슬괵근), 볼기근(둔근), 종아리의 장딴지근(비복근) 및 가자미근.
- 가슴 및 상체 근육: 몸통의 큰가슴근(대흉근), 넓은등근(광배근), 어깨세모근(삼각근).
- 어깨 및 팔 근육: 회전근개, 어깨 내전근, 라켓을 쥔 팔의 두갈래근(이두근), 세갈래근(삼두근).
- 손목과 손의 근육.
- 허리 근육, 특히 척주세움근(척주기립근).
- 복부 근육: 배곧은근(복직근), 오른쪽 배속빗근(내복사근), 왼쪽 배바깥빗근(외복사근).
- 목 근육, 특히 목 굽힘근(굴곡근)과 폄근(신근).

위의 모든 영역을 대상으로 하는 근력 훈련 및 유연성 운동은 대회에 참가하는 선수에게 필수적이다.[18]

라켓 기반 스포츠에서 자주 발생하는 부상 부위

- 목, 척추, 등.
- 어깨, 가슴.
- 팔, 팔꿈치.
- 손목, 손, 손가락(**그림 7.17** 참조).
- 복부, 엉덩이, 사타구니.
- 무릎.
- 종아리.
- 발목, 발 및 발가락.[19]

18 Walker, B. (2017) 'Tennis stretches and flexibility exercises', StretchCoach website, http://stretchcoach.com/articles/stretches-for-tennis

19 British Medical Association (2010) *The BMA Guide to Sports Injuries*. London: Dorling Kindersley.

라켓 기반 스포츠(배드민턴, 스쿼시, 탁구, 테니스)

Racket-based sports
(badminton, squash, table tennis, tennis)

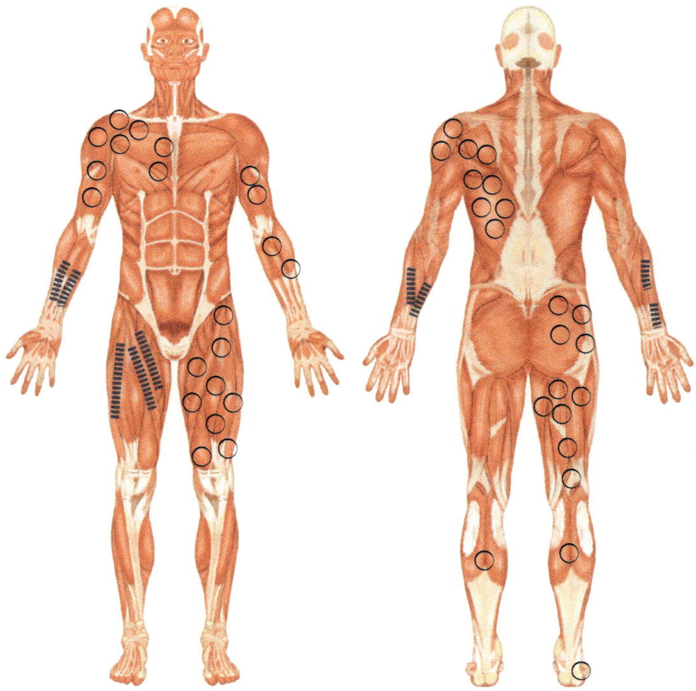

그림 7.16: 라켓 기반 스포츠에서 부상 발생 가능한 부위와 부항 시술 부위

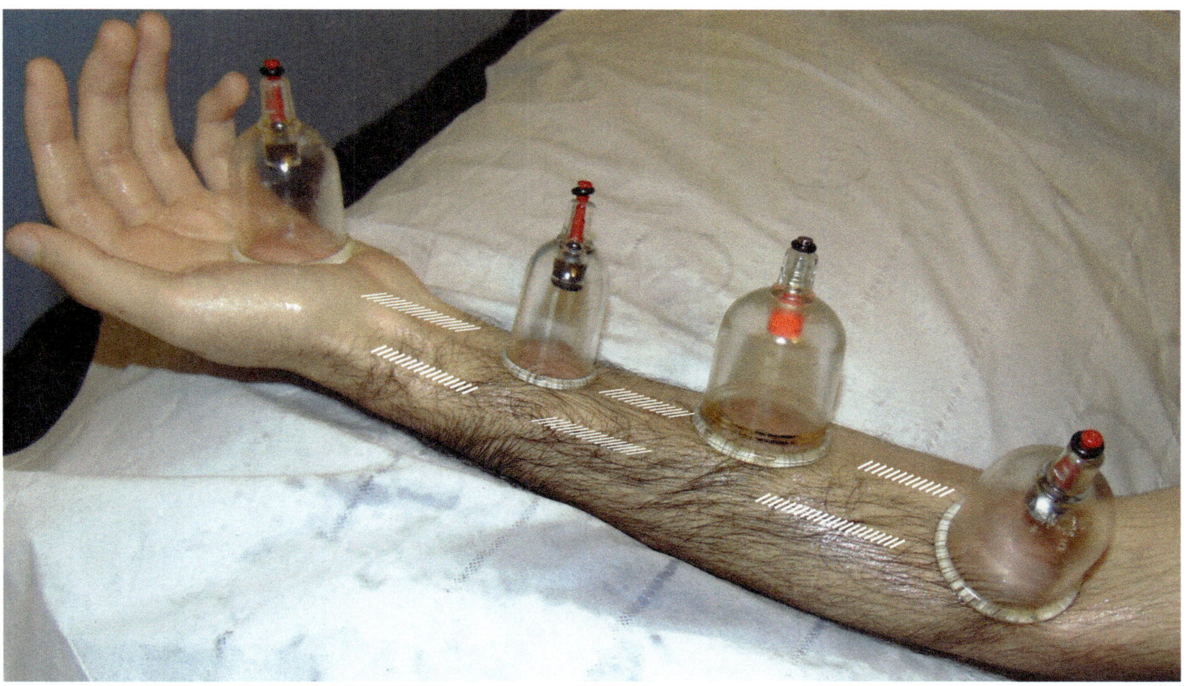

그림 7.17: 손목, 손 및 손가락 손상을 치료할 때 주관법의 추가 시술도 권장한다.

달리기 Running

관련 해부학

'우리는 달리기 위해 태어났는가?'라는 질문에 대한 대답은 상황에 따라 달라진다. '싸우거나 도피하는' 본능적인 상황에서는 '우리는 달리기 위해 태어났다'고 할 수 있다. 실제로 초기 인류는 식량을 얻기 위해 달리기를 많이 하였다. 하지만 훈련받은 마라톤 선수가 아닌 사람이 풀코스 마라톤을 뛰어야 한다면, '우리는 달리기 위해 태어나지 않았다'고 대답할 것이다. 전문 선수가 아닌 이상 풀코스 마라톤은 대부분의 사람들에게는 어려운 도전이 될 것이다.

저자는 어린 시절 시골에서 자라며 걷기보다는 달리기를 더 많이 하였다. 12살이 될 때까지 언제나 뛰어다녔다. 심부름을 하고 집에 늦게 돌아오면 어머니는 항상 "왜 그렇게 오래 걸렸니?"라고 묻거나 "빨리 뛰지 못했구나!"라고 말씀하셨다. 12세가 된 이후부터는 달리기보다 걷거나 자전거를 타는 시간이 많아졌다. 하지만 오늘날 많은 경쟁 스포츠 활동에는 어느 정도 달리기가 필요하다. 일부 스포츠는 조깅처럼 완만하게 달리는 구간이 있을 수도 있지만 대부분은 시합에서는 매우 빠른 속도로 달리는 것이 필요하다.

> 달리기는 반복적인 동작으로 인해 신체의 근골격계에 특히 골반 아래에 위치한 뼈, 관절, 힘줄 및 기타 연조직 구조에 엄청난 부하를 준다. 달리기 훈련을 잘 계획하고 충분한 회복 시간을 확보한다면 이러한 조직은 적응하게 되고 신체에 영구적인 손상을 주지 않을 것이다. 하지만, 충분한 회복 시간(완전한 회복을 위해 필요한 시간에는 개인차가 있음)을 제공하지 않는다면 달리기 선수는 달리기의 영향으로 인한 어떤 형태의 손상을 입게 될 것이다.[20]

하체에 부하가 가해지면 단거리, 중거리 및 장거리 달리기 선수가 손상을 입는다.

달리기에 사용되는 주요 근육군

- 상체: 복부, 고관절 굴근(장요근), 볼기근(둔근).
- 하체: 넙다리뒤근(슬괵근), 넙다리네갈래근(대퇴사두근), 앞정강근(전경골근), 장딴지근(비복근), 종아리근(비골근).

달리기에서 자주 발생하는 부상 부위

- 목.
- 등.
- 엉덩이.
- 허벅지(**그림 7.19** 참조).
- 종아리.
- 척추.
- 복부.
- 사타구니.
- 무릎.
- 발목, 발, 발가락.[21]

20 Mallac, C., The Sports Injury Doctor website, www.sportsinjurybulletin.com, Bulletin No. 126.

21 British Medical Association (2010) *The BMA Guide to Sports Injuries*. London: Dorling Kindersley.

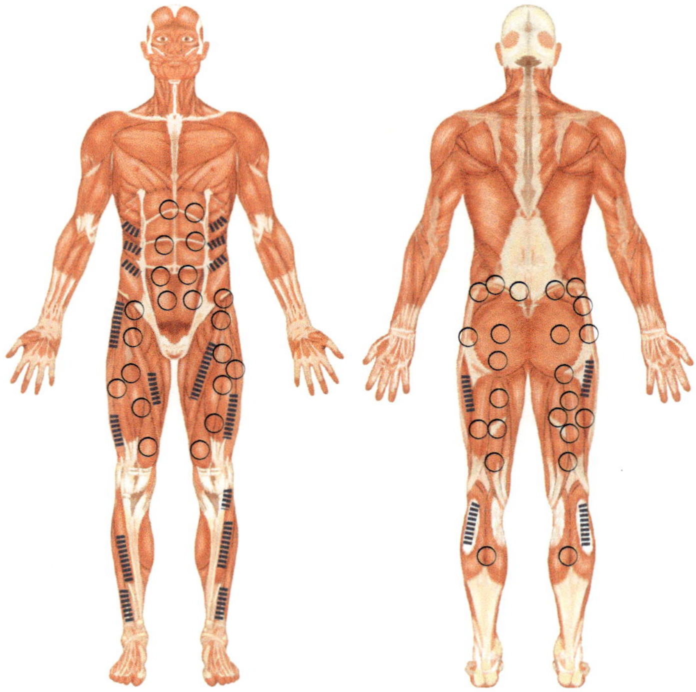

그림 7.18: 달리기에서 부상 발생 가능한 부위와 부항 시술 부위

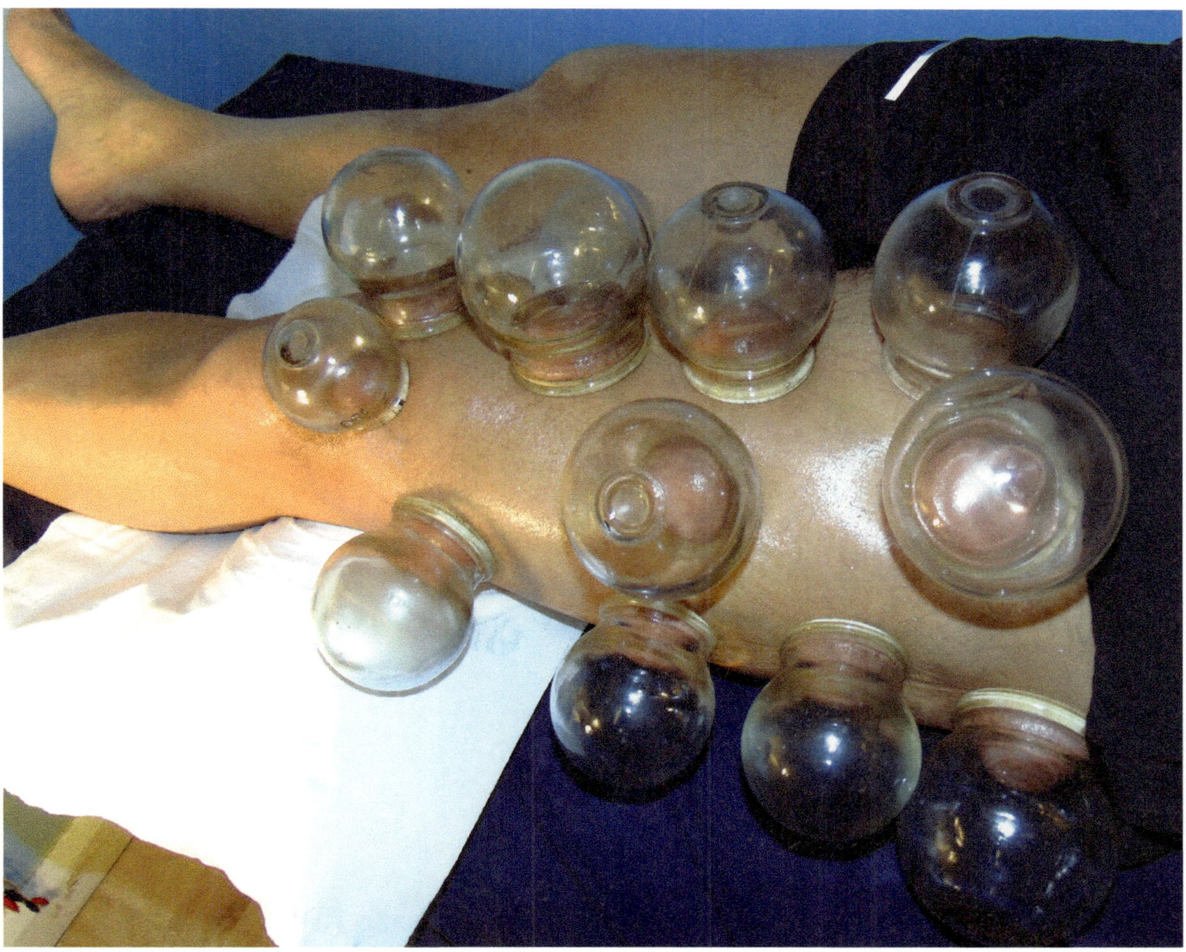

그림 7.19: 엉덩정강근막띠(장경인대) 긴장 및 허벅지(사두근) 통증 치료

스키 기반 스포츠(스키, 수상 스키) Ski-based sports (skiing, waterskiing)

관련 해부학

스키 기반 스포츠는 고위험 활동으로 간주된다. 이러한 스포츠는 무릎, 발목 및 엉덩이에 엄청난 스트레스를 가하므로 하체에 높은 수준의 안정성이 확보되어야 한다.[22]

스키 기반 스포츠에 사용되는 주요 근육군

- 상체: 코어 근육, 어깨세모근(삼각근).
- 하체: 볼기근(둔근), 넙다리네갈래근(대퇴사두근), 넙다리뒤근(슬괵근), 대퇴두갈래근(이두근), 무릎 굽힘근(굴곡근) 및 폄근(신근)

스키 기반 스포츠에서 자주 발생하는 부상 부위

- 머리와 얼굴.
- 목, 척추, 등.
- 어깨, 가슴.
- 팔꿈치, 팔.
- 손목, 손, 손가락.
- 복부, 엉덩이, 사타구니(**그림 7.21** 참조).
- 허벅지.
- 무릎.
- 발목, 발, 발가락.[23]

22 British Medical Association (2010) *The BMA Guide to Sports Injuries*. London: Dorling Kindersley.

23 British Medical Association (2010) *The BMA Guide to Sports Injuries*. London: Dorling Kindersley.

스키 기반 스포츠(스키, 수상 스키)

Ski-based sports
(skiing, waterskiing)

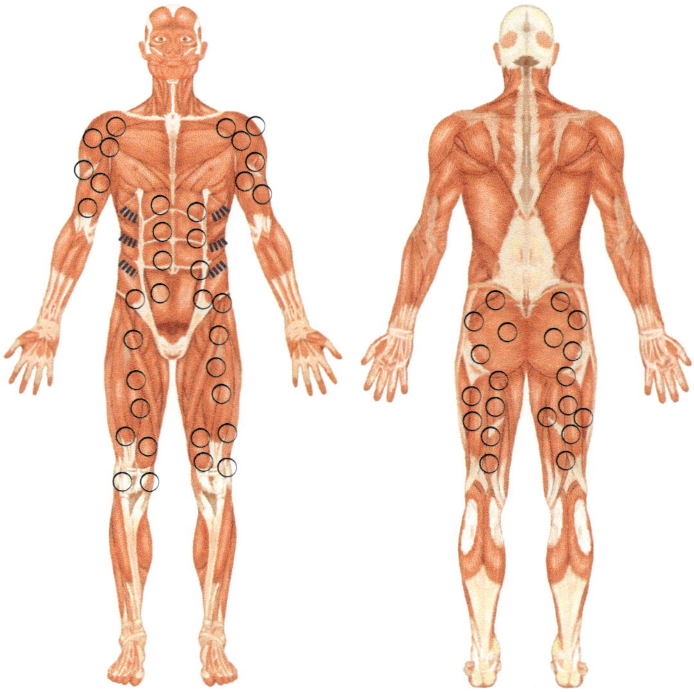

그림 7.20: 스키 기반 스포츠에서 부상 발생 가능한 부위와 부항 시술 부위

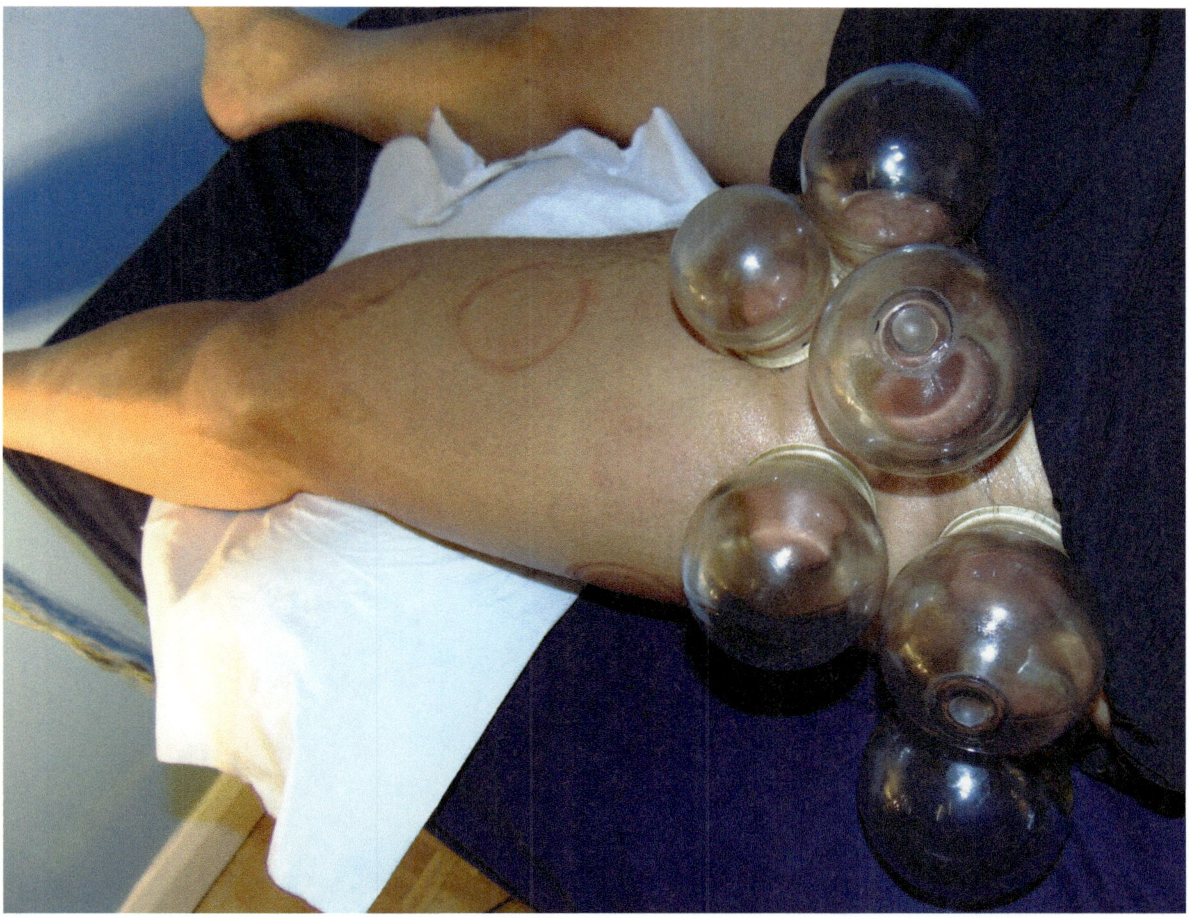

그림 7.21: 사타구니 및 복부 부위를 치료할 때 저강도에서 중강도의 흡인력을 사용하고, 고관절에는 고강도 흡인력을 사용한다.

수영 Swimming

관련 해부학

수영은 진정한 전신 운동이며 전체 근골격계가 활성된다. 수영은 저위험성 스포츠로 간주된다. 그러나 수영은 근육, 특히 등과 어깨에 많은 스트레스를 가할 수 있다.

수영에 사용되는 주요 근육군

4가지 수영 기술(평영, 배영, 자유형, 접영) 모두:

- 상체: 코어 근육, 어깨세모근(삼각근), 두갈래근(이두근), 세갈래근(삼두근), 등세모근(승모근), 가슴근(흉근), 넓은등근(광배근), 배곧은근(복직근) 및 배바깥빗근(외복사근).
- 하체: 볼기근(둔근), 넙다리네갈래근(대퇴사두근), 넙다리뒤근(슬괵근), 장딴지근(비복근), 앞정강근(전경골근), 발[엄지벌림근(무지외전근) 및 짧은발가락굽힘근(단지굴근)].

수영에서 자주 발생하는 부상 부위

- 손, 얼굴.
- 목, 척추, 등.
- 어깨, 가슴(**그림 7.23** 참조).
- 팔, 팔꿈치.
- 손목, 손, 손가락.
- 복부, 엉덩이, 사타구니.
- 무릎.[24]

24 British Medical Association (2010) *The BMA Guide to Sports Injuries*. London: Dorling Kindersley.

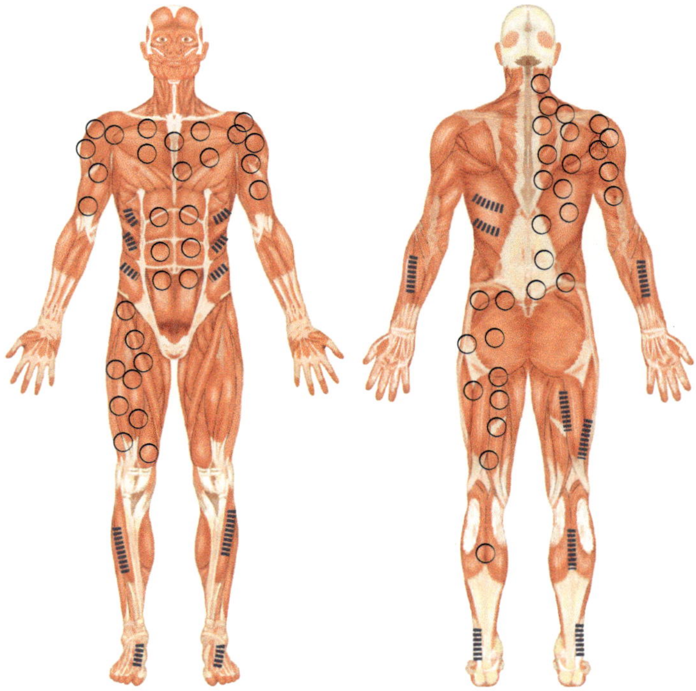

그림 7.22: 수영에서 부상 발생 가능한 부위와 부항 시술 부위

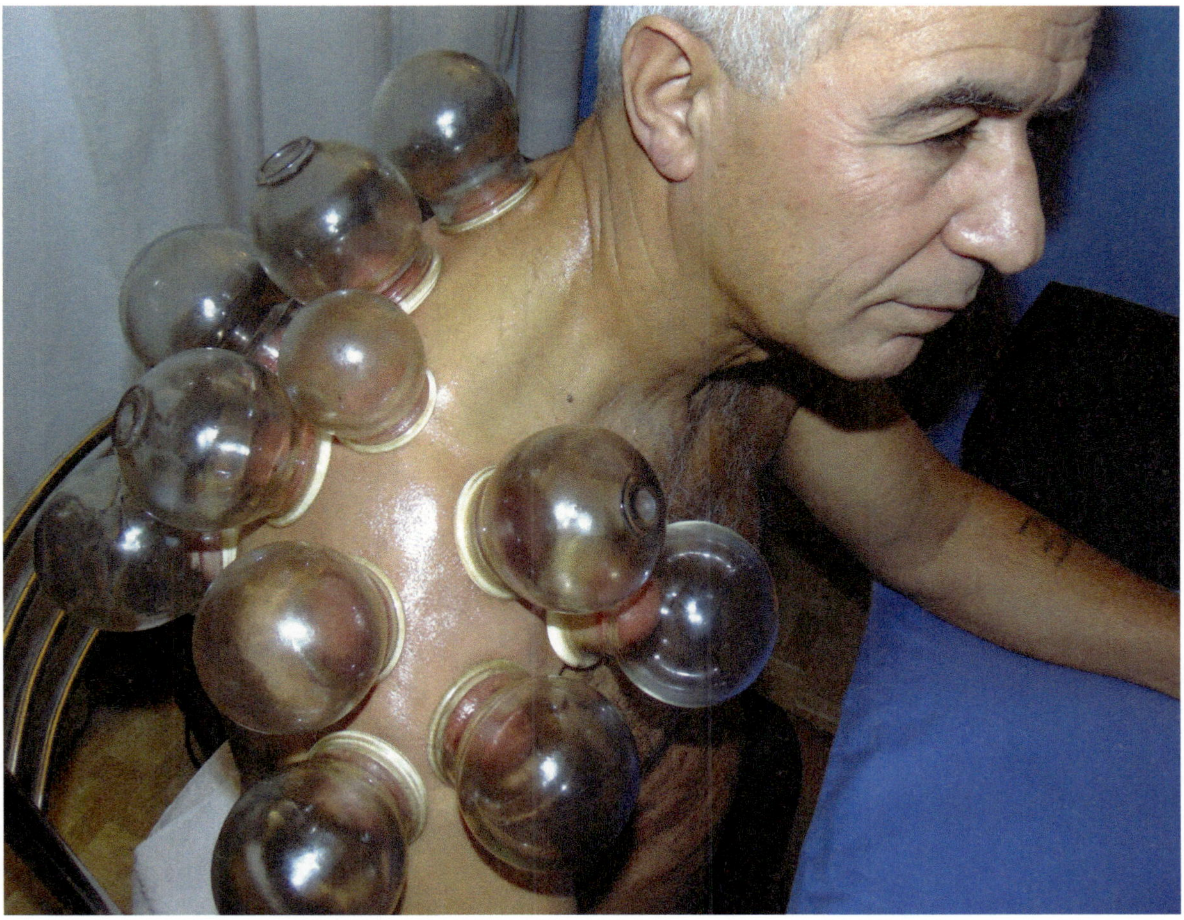

그림 7.23: 가슴 근육을 치료할 때 중강도의 흡인력으로 시술하고, 어깨 근육 손상을 치료할 때 고강도의 흡인력으로 시술한다.

수상 스포츠(조정, 카약, 카누, 요트, 급류 래프팅, 스컬링)

Water sports (rowing, kayaking, canoeing, sailing, white water rafting, sculling)

관련 해부학

카약, 조정, 카누와 같은 수상 스포츠는 반복적인 팔 움직임으로 인해 어깨, 팔뚝, 손목에 무리를 준다.[25] 요통도 흔한 증상이다.

수상 스포츠에 사용되는 주요 근육군

- 상체: 어깨세모근(삼각근), 등세모근(승모근), 척주세움근(척주기립근), 마름모근(능형근), 큰가슴근(대흉근), 배곧은근(복직근), 세갈래근(삼두근), 손목 폄근(신근).
- 하체: 넙다리네갈래근(대퇴사두근), 넙다리뒤근(슬괵근), 장딴지근(비복근), 가자미근.

수상 스포츠에서 자주 발생하는 부상 부위

- 목, 척추, 등.
- 어깨, 가슴.
- 팔, 팔꿈치.
- 손목, 손, 손가락.
- 복부, 엉덩이, 사타구니.
- 무릎.
- 발목, 발, 발가락.[26]

25 British Medical Association (2010) *The BMA Guide to Sports Injuries.* London: Dorling Kindersley.

26 British Medical Association (2010) *The BMA Guide to Sports Injuries.* London: Dorling Kindersley.

수상 스포츠(조정, 카약, 카누, 요트, 급류 래프팅, 스컬링)

Water sports
(rowing, kayaking, canoeing, sailing,
white water rafting, sculling)

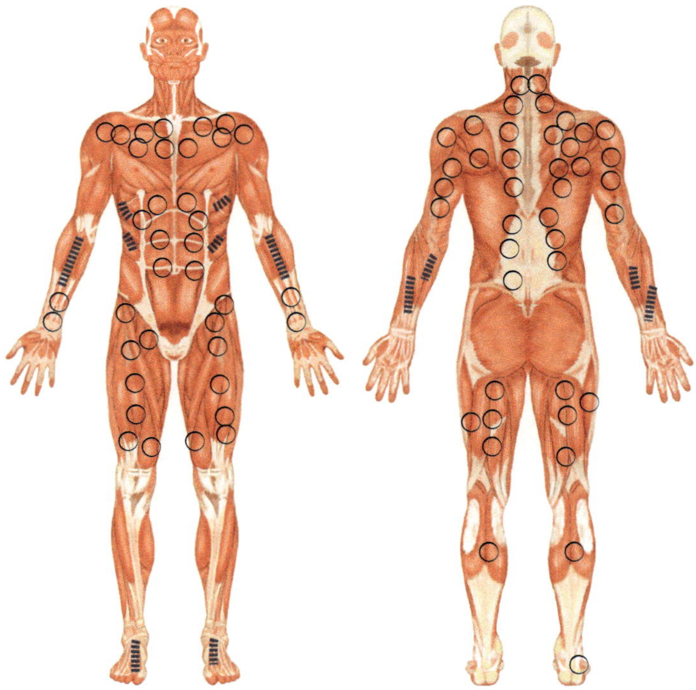

그림 7.24: 수상 스포츠에서 부상 발생 가능한 부위와 부항 시술 부위

역도 및 파워리프팅 Weightlifting and powerlifting

관련 해부학

무거운 물건 들기를 포함하는 모든 활동은 전체 근골격계, 특히 인대, 힘줄 및 관절에 엄청난 압력과 부하를 가한다.

역도 및 파워리프팅에 사용되는 주요 근육군

- 어깨 근육: 등세모근(승모근), 어깨세모근(삼각근).
- 가슴 근육: 큰가슴근(대흉근), 작은가슴근(소흉근).
- 상완: 세갈래근(삼두근), 두갈래근(이두근).
- 손목: 굽힘근(굴곡근), 폄근(신근).
- 복부: 배곧은근(복직근), 배빗근(복사근).
- 등: 넓은등근(광배근), 마름모근(능형근), 척주세움근(척주기립근).
- 엉덩이: 볼기근(둔근).
- 허벅지: 넙다리네갈래근(대퇴사두근), 넙다리뒤근(슬괵근).
- 종아리: 장딴지근(비복근), 가자미근.[27]

역도 및 파워리프팅에서 자주 발생하는 부상 부위

- 목, 척추, 등(**그림 7.25** 및 **7.26** 참조).
- 어깨, 가슴.
- 팔, 팔꿈치.
- 복부, 엉덩이, 사타구니.
- 무릎.[28]

27 British Medical Association (2010) *The BMA Guide to Sports Injuries*. London: Dorling Kindersley.

28 British Medical Association (2010) *The BMA Guide to Sports Injuries*. London: Dorling Kindersley.

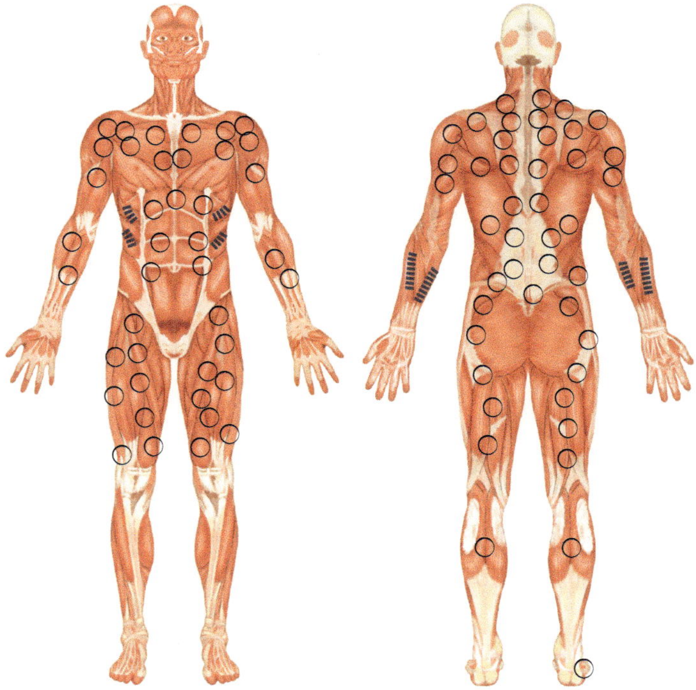

그림 7.25: 역도 및 파워리프팅에서 부상 발생 가능한 부위와 부항 시술 부위

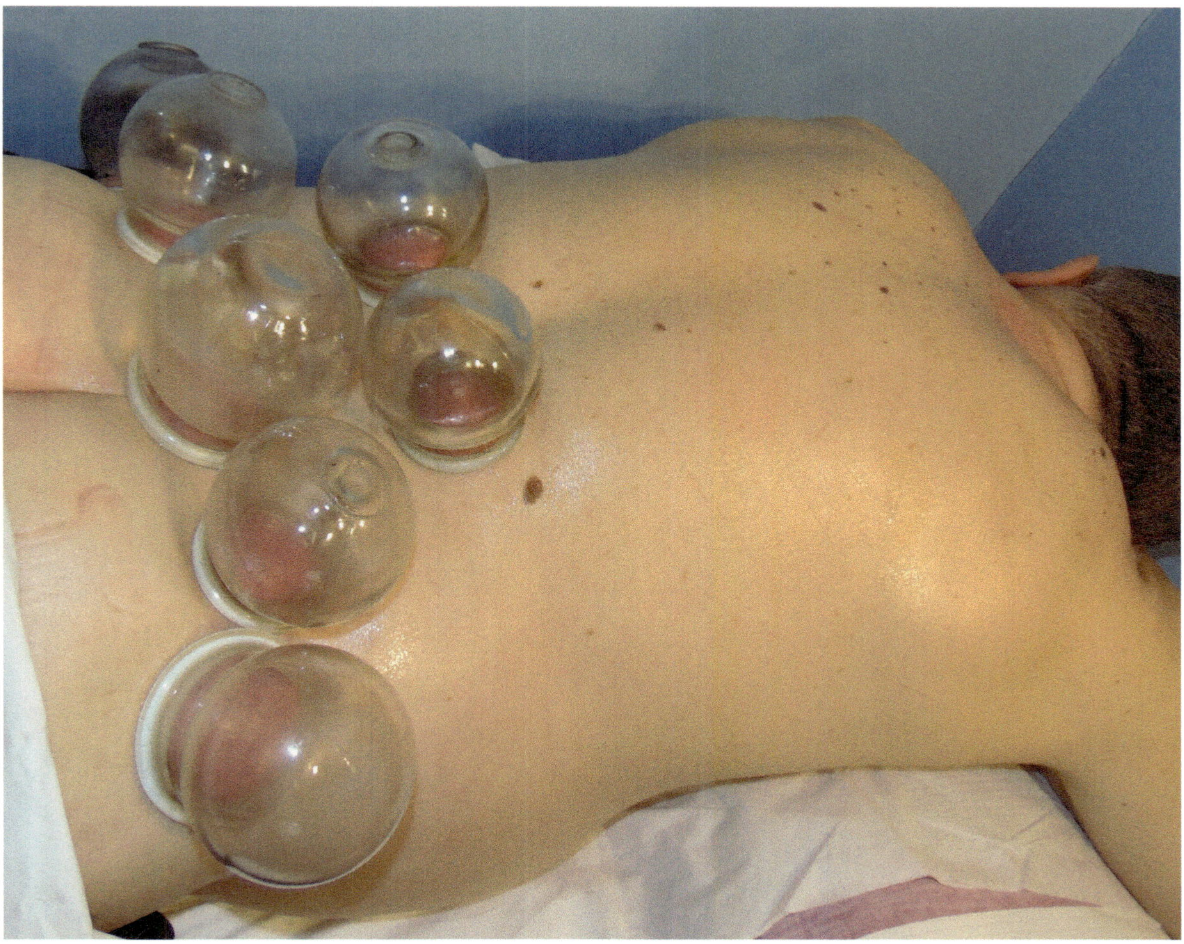

그림 7.26: 허리 통증 치료

제 8 장

미용 부항요법

Cosmetic Cupping Therapy

부항마사지가 왜 특별할까? Why is cupping massage so unique?

이 질문에 대한 답은 피부의 가장 안쪽 층인 진피층에 있다. 나는 이것을 '결합조직인자(TCT Factor, The Connective Tissue Factor)'라고 명명하고자 한다.

부항 시술의 특성상 부항은 진피와 밀접한 관계를 가진다. 진피층은 피부의 가장 안쪽 층이며, 콜라겐과 엘라스틴 같은 결합 조직으로 약 80%가 구성되어 있다. 이 중에는 혈관과 림프관, 체온 조절에 필수적인 땀샘, 모낭, 피부를 윤활하고 촉촉하게 유지하는 피지선, 복잡한 감각 신경망이 포함된다. 콜라겐과 엘라스틴은 우리 몸의 구조를 지지하는 가장 기본적인 단백질 섬유로 피부에 필요한 견고함과 탄력을 제공한다. 콜라겐은 피부에 견고함을 주는 반면 엘라스틴은 팽팽함과 탄력을 제공한다(피부 탄력 감소는 주름을 유발할 수 있음). 엘라스틴은 또한 혈관벽, 뼈, 연골, 인대, 폐 및 내장 등에서도 발견되어, 이들 구조물이 늘어나거나 원래 형태로 돌아갈 수 있도록 도와준다. 피부 조직이 베이거나 상처를 입는 등 손상될 경우 피부 섬유아세포는 상처 치유를 위해 콜라겐과 엘라스틴을 생성한다.

부항 시술과 피부 조직의 상호작용에 대해 알아보면 부항마사지가 피부에 미치는 영향의 인과관계를 명확히 파악할 수 있다. 부항마사지는 피부 표면에 외부 물리적 자극을 가하여 마치 부상을 입은 것처럼 섬유아세포를 속여서 복구 모드로 전환시킨다. 이 과정에서 상처 치유에 필수적인 단백질인 콜라겐과 엘라스틴의 생성이 증가한다. 결과적으로, 피부 조직의 복구가 촉진되어 피부 표면이 더 탱탱하고 부드러워지며, 생기 넘치고 건강하며 젊어 보이는 효과를 가져온다.

나이가 들면서, 특히 30세를 넘어서면, 인체의 자체적인 콜라겐과 엘라스틴의 생성이 느려진다. 우리 몸은 평생 동안 이 두 종류의 단백질을 계속해서 생산하지만, 그 속도는 훨씬 더 느려진다. 콜라겐과 엘라스틴의 생산량 감소로 인해 피부의 탄력성이 저하되어 자연의 힘, 즉 중력에 더 쉽게 영향을 받게 된다. 또한, 오랫동안 햇빛 자외선에 노출되거나 화학적 각질 제거제를 과도하게 사용하면 결합조직이 손상될 수 있다. 현재까지 한 번 손상된 조직을 완전히 복구할 수 있는 제품은 아직까지는 존재하지 않는다.

화장품 업계에서는 고가의 콜라겐 및 엘라스틴 크림, 화학적 각질 제거제, 레이저 치료 등을 광고하지만 부항마사지 자극을 통한 결합 조직의 재생 촉진과 유지가 가장 자연스럽고 효과적인 방법이라고 생각한다. 이는 다음과 같은 이유 때문이다. 맨손으로 이루어지는 마사지 시술을 할 때 시술자는 다양한 기법을 사용한다. 미끄러지기, 굴리기, 꼬집기, 주무르기, 누르기, 두드리기, 당기기 등이 주로 사용되는 기법이다. 하지만 부항마사지를 할 때는 위에 언급된 모든 동작이 하나로 결합된다. 부항이 유관법이나 주관법으로 시술될 때 부항 내부의 흡인력은 비비기, 당기기, 꼬집기, 굴리기, 주무르기 동작을 동시에 생성하여 국소 근막의 감압 효과와 심부 조직의 마사지 효과를 제공한다. 여기서 변하는 것은 흡인 강도뿐이다. 부항을 통해 각질 제거, 림프샘 활성화, 면역 체계 강화, 노폐물 제거와 같은 해독 효과를 지원한다. 동시에 산소가 풍부한 혈액이 미세혈관으로 유입되어 전체 결합 조직에 영양을 공급하며 결과적으로 더 건강하고 탱탱하며 젊어 보이는 피부를 만든다.

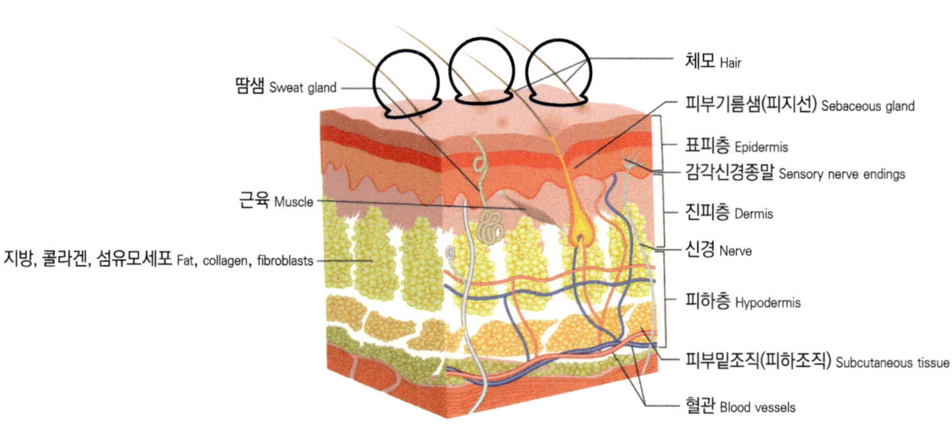

그림 8.1: 부항요법 시술과 관련된 피부 및 근막

시작하기 전에 Before you start

어떤 유형의 마사지를 시행하든 지켜야 할 몇 가지 기본 규칙이 있다. 가장 중요한 것 중 하나는 치료실의 편안함이다. 편안한 마사지 매트나 테이블을 갖춘 따뜻한 환경을 제공하는 것이 필수적이다. 또한 사용할 마사지 오일의 종류도 중요한 고려 사항이다. 마사지 오일 사용 전에 환자가 해당 오일에 알레르기가 없는지 반드시 확인해야 한다. 확실하지 않은 경우, 환자의 피부에 오일 몇 방울을 떨어뜨려 30분 동안 기다리면서 피부 반응을 관찰하는 것이 좋다. 개인적으로 선호하는 마사지 오일은 아몬드 오일, 코코넛 오일, 올리브 오일이다. 이들 오일은 피부에 영양을 공급하고 마사지할 때 부드러운 감촉을 제공한다.

주의 사항

첫 번째와 두 번째 방문에서는 과도한 시술을 피하기 위한 주의가 필요하다. 처음 두 번의 방문 동안 부항 시술의 압력을 가볍게 유지하고 부항마사지 동작을 5회 이하로 제한하여 부드럽게 부항마사지를 한다. 부항마사지 동작은 환자가 후속 치료를 위해 방문할 때마다 5회씩 증가하여 한 부위에 최대 50회까지 시술할 수 있도록 한다.

미용 부항 기술 Cosmetic cupping techniques

얼굴 부항마사지 – 동안을 유지하는 자연스러운 방법

얼굴은 건강 상태를 반영하는 '거울'로 여겨진다. 신체적, 정서적 상태가 얼굴을 통해 외부로 표현된다. 얼굴에 중추신경계와 밀접하게 연결된 신경 수용체가 매우 많기 때문이다. 생활 속에서 우리는 한번쯤 친구의 얼굴에 드러나는 행복, 만족, 기쁨, 고통, 분노, 초조함, 좌절감 등을 관찰하고, 그들의 안부를 묻는 경험을 한 번쯤 해봤을 것이다.

클리닉에서 얼굴 부항마사지는 환자가 가장 선호하는 치료법 중 하나이다.

- 얼굴 부항마사지는 얼굴의 주름을 개선하고 안색을 밝게 하고 활력을 채운다. 이 마사지는 불안감과 '피곤해 보이는 표정'을 완화시켜 안색과 외모를 개선하는 데에도 도움이 된다.

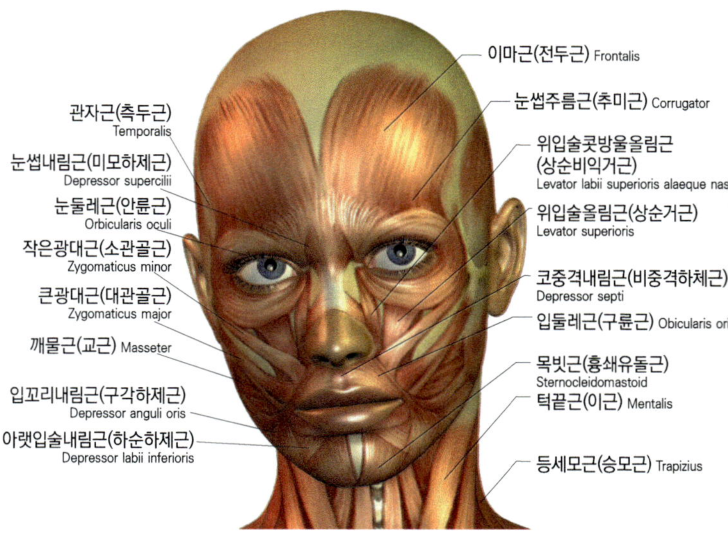

그림 8.2: 얼굴과 목 부위의 해부학적 근육 위치

얼굴 및 목 근육의 해부학 Anatomy of the facial and neck muscles

얼굴 부항마사지에서 최상의 결과를 얻으려면 얼굴과 목의 근육 구성을 이해하는 것이 중요하다. 적절한 부항마사지 기술을 선택하기 위해서는 부항요법을 적용할 근육군의 위치와 기능에 대한 지식이 필요하다. 가장 효과적인 치료를 위해 부항은 근육의 곡선과 윤곽을 따라 움직여야 하며 근육을 가로지르는 방식으로는 사용되어서는 안 된다.

얼굴 근육은 약 20개의 부드러운 골격근으로 이루어진 집합체로 얼굴 피부 아래에 위치하고 있다. 대부분의 근육은 두개골이나 섬유상 조직에서 기원하며 탄력성 있는 힘줄을 통해 피부로 방사상으로 퍼져 있다. 이 근육들은 얼굴의 개구부(입, 눈, 코, 귀) 주변에 위치하거나 두개골과 목까지 확장되어 있다.

얼굴 부항마사지 준비 Preparing for facial cupping massage

권장 부항 기구

- 고무/실리콘 펌프 부항 세트(**그림 8.3**).
- 실리콘 부항(**그림 8.4**).
- 권총형 펌프 부항 세트(**그림 8.5**).

> **주의 사항**
> 얼굴에는 화관법을 사용하지 않는다.

시술 위치

환자를 눕히는 앙와위가 부항마사지에 가장 적절한 자세이다. 이 자세에서 치료사는 환자의 뒤에 앉거나 서서 환자의 머리, 얼굴, 목에 손이 쉽게 닿을 수 있게 한다(**그림 8.6A, B**). 부항마사지를 할 때는 양손을 사용하는 것이 좋다. 한 손으로는 부항을 확실히 잡고, 다른 한 손으로는 부항이 움직일 때 피부를 지지해준다. 이 방법은 부항 시술의 효과를 극대화하고 환자의 편안함을 보장하는 데 도움이 된다.

1단계: 마사지 오일을 사용하여 맨손으로 이마, 귀, 턱, 턱 아래, 목을 포함한 얼굴 전체를 마사지하고 따뜻하게 한다. 이 단계는 시술을 시작하기 전에 환자의 피부를 준비하고, 환자와의 유대감을 형성하는 데에도 중요하다.

2단계: 얼굴 마사지가 완료된 후 얼굴 근육에 적합한 크기의 작은 부항을 선택한다. 얼굴 부항마사지는 11가지 부항 동작(Cupping movement)으로 구성되어 있다.

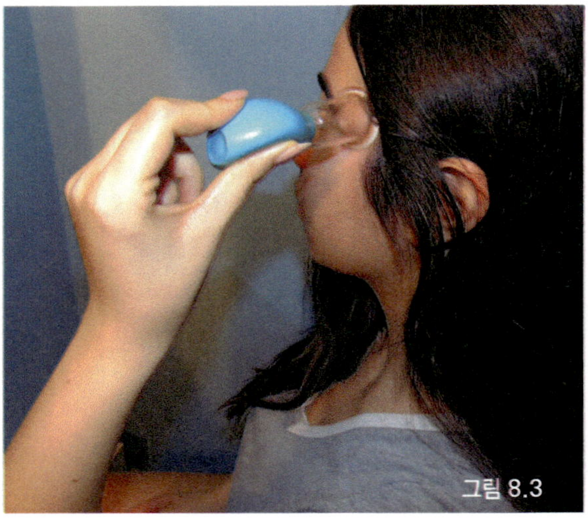

그림 8.3

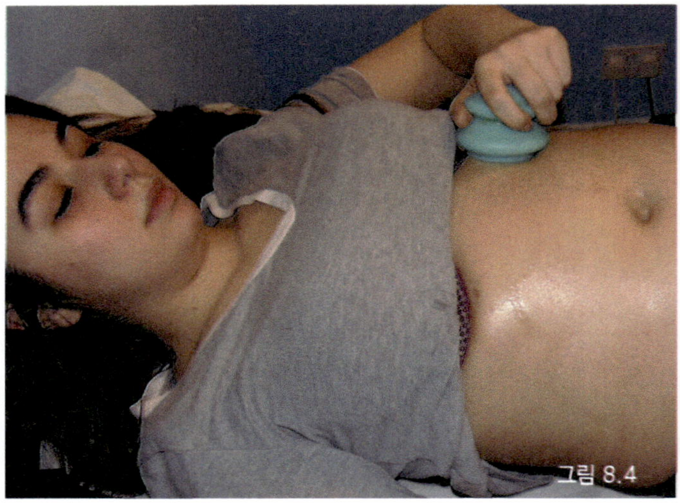

그림 8.4

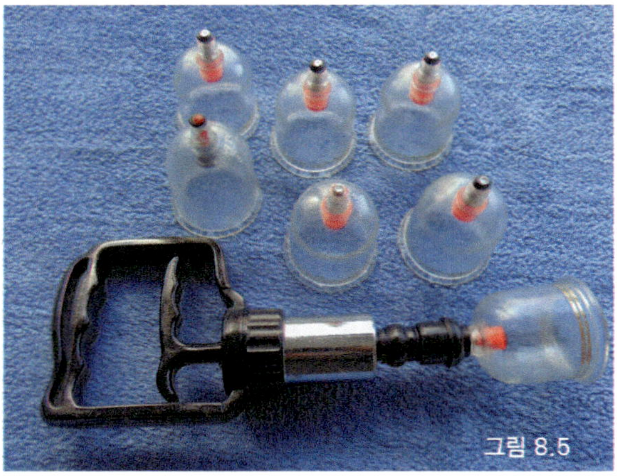

그림 8.5

그림 8.3: 고무/실리콘 펌프 부항 세트를 사용한 부항마사지

그림 8.4: 실리콘 부항을 이용한 자가 부항마사지

그림 8.5: 권총형 펌프 부항 세트

그림 8.6A, B: 환자의 뒤에 위치하는 치료사

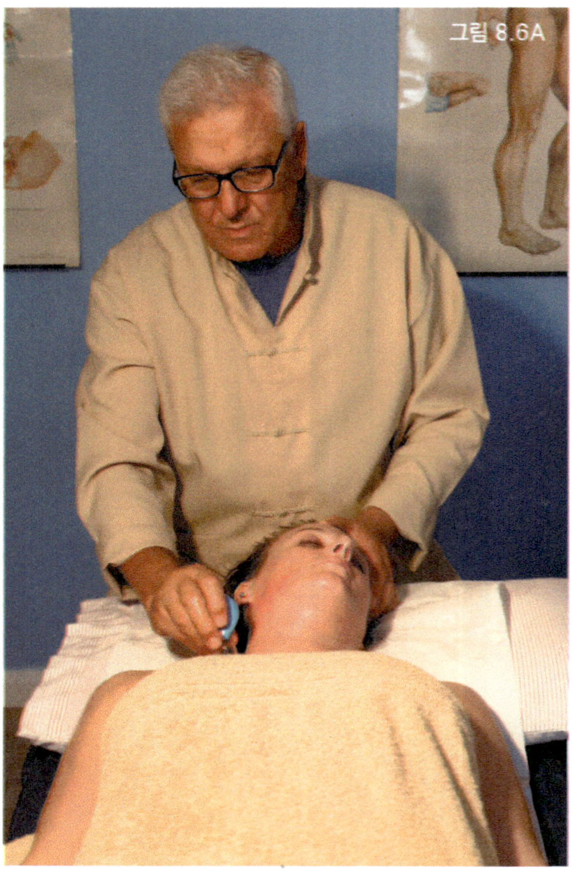

그림 8.6A

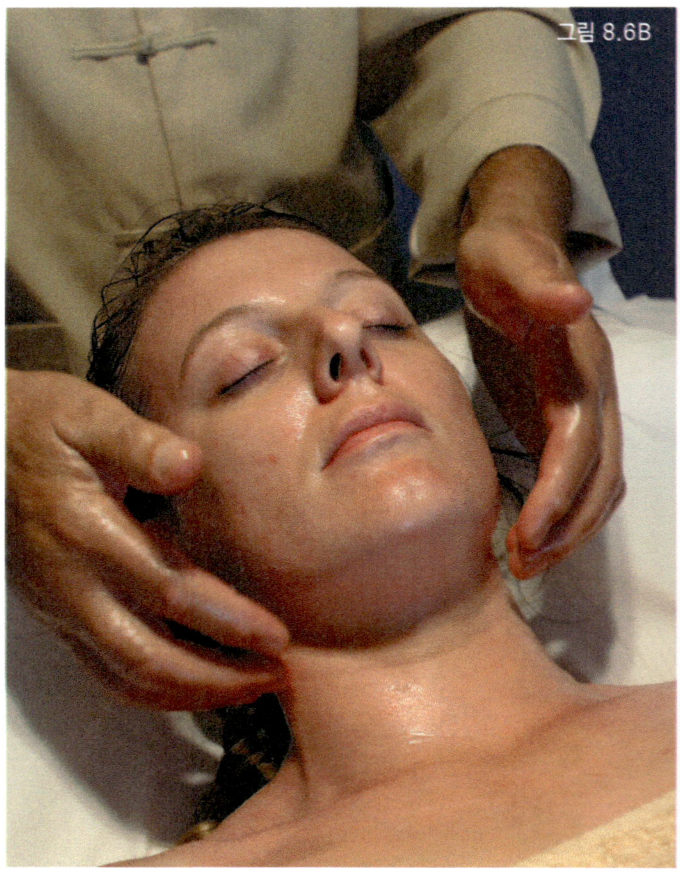

그림 8.6B

얼굴 부항마사지 프로토콜 Facial cupping massage protocol

인당

부항 동작 1 얼굴 부항마사지는 눈썹 사이 중간 지점인 인당에서 시작한다. 이 지점을 '영적 지점' 또는 '제3의 눈 차크라'라고도 부른다. 부항을 이 지점에 놓고, 한 손으로 부항을 피부에 대고 움직일 때 다른 손으로 부항 뒤의 피부를 고정한다. 부항을 머리카락 경계선(헤어라인)을 향해 움직인 후 부항을 제거한다. 첫 번째와 두 번째 방문 동안 이 동작을 5회 이상 반복하지 않는다. 매 주마다 5회의 동작을 추가할 수 있으며, 한 세션에 각 근육군에 최대 50회까지 부항 동작을 적용할 수 있다.

마사지를 하는 동안 항상 피부의 반응을 살피고, 피부색이 분홍색에서 밝은 빨간색, 또는 심하게는 진한 빨간색으로 변하는 경우 즉시 치료를 중단하고 압력을 조절해야 한다. 부항을 움직이는 동안 흡인력이 떨어질 수 있으므로 필요한 경우 다시 흡인하여 시술을 계속한다. 마사지를 하는 동안에는 부항에 압력을 가하지 않고 부드럽게 움직여야 한다. 환자가 통증이나 불편함을 호소한다면 흡인력이 너무 강하거나 피부가 건조한 것일 수 있다. 이 경우 흡인력을 줄이거나 마사지 오일을 추가로 사용하여 상황을 개선할 수 있다.

- 인당 부위 부항마사지는 내분비계의 일부인 뇌 중앙 깊숙한 곳에 위치한 송과선을 자극하여 멜라토닌 호르몬의 생성을 촉진하는 것으로 알려져 있다. 멜라토닌은 우리 몸의 일주기 리듬, 즉 24시간 생체 시계를 유지하는 데 중요한 역할을 하며, 남성과 여성의 생식기관을 조절하고, 마음의 긴장을 풀며 머리를 맑게 하는 데 도움을 준다(**그림 8.7A, B**).

이마

부항 동작 2 눈썹 바로 위에서 시작하여 부항을 머리카락 경계선(헤어라인)을 향해 이동한다(**그림 8.8A**).

부항 동작 3 이마 중앙에서 시작하여 부항을 관자놀이 방향으로 옆으로 밀어내는 방식(**그림 8.8B**)은 이마 영역의 혈액 순환을 촉진하고 긴장을 완화시키는 데 유용하다.

이마의 피부는 연약하기 때문에 이 위치에서 부항을 움직일 때 흡인력을 잃고 부항이 떨어질 수 있다. 이러한 상황이 발생하면 인내심을 가지고 부항을 다시 붙인 후 시술을 계속하는 것이 중요하다.

- 이마 부항마사지는 잔주름 감소와 긴장성 두통 완화에 도움을 준다.

눈 밑

부항 동작 4 콧방울 옆에서 시작하여 관자놀이 쪽으로 옆으로 이동하면서 눈 밑을 마사지하는 방법은 눈 밑 부위의 혈액 순환을 촉진하고 부기를 줄이는 데 도움을 준다. 이 동작을 5회 반복하는 것이 좋다. 눈 밑 피부는 매우 얇고 민감하기 때문에 부항 시술 시 각별한 주의가 필요하다. 부항을 너무 강하게 하거나 장시간 두지 않도록 주의해야 한다. 시술 후 반대쪽도 동일한 방법으로 반복하여 균형 있는 마사지 효과를 얻을 수 있다.

콧방울 옆에서부터 시작하여 관자놀이 쪽으로 옆으로 이동하면서 눈 밑을 마사지한다. 이 동작을 5회 반복한다. 눈 밑 피부는 인체에서 가장 얇은 부위이기 때문에 눈 밑 부항을 할 때에는 각별한 주의가 필요하다. 반대쪽으로 반복한다(**그림 8.9A, B, C**).

- 눈 주위에 부항마사지를 하면 피로한 눈을 이완시키고 눈 근육과 시신경에 에너지를 공급할 수 있다.
- 코막힘 완화에도 도움이 된다.

입술

부항 동작 5 윗입술 마사지를 위해 작은 부항을 선택한다. 이동은 한쪽 입가에서 반대쪽 입가까지이다. 입가에서 관자놀이 쪽으로, 눈 쪽으로, 마지막으로 눈 안쪽 안각(내안각)을 향하여 계속 부항마사지를 한다(**그림 8.10**).

부항 동작 6 아랫입술 마사지는 윗입술 마사지와 비슷하다. 입가에서 귓불을 향해 옆으로 아랫입술 마사지를 계속 한다(**그림 8.11**).

- 입술 주위의 부항마사지는 입가의 주름을 줄이는 데 도움이 된다.

얼굴

부항 동작 7 얼굴 측면을 마사지한다. 아래턱부터 턱 선을 따라 부항마사지를 시작하고 부항을 귀, 눈 바깥쪽을 향해 이동한다. 반대쪽 얼굴에도 같은 동작을 반복한다(**그림 8.12A, B, C**).

- 이 기술은 얼굴 라인을 부드럽게 하고 뺨의 안색을 개선하여 생기 있는 얼굴로 만들며 얼굴의 긴장을 줄이는 데 도움이 된다.

턱

부항 동작 8 턱뼈(아래턱)에서 부항을 좌우로 움직여 턱을 마사지한다.
주의점. 이 부위는 쉽게 멍이 들기 때문에 마사지할 때 각별한 주의가 필요하다.

아래턱

부항 동작 9 턱 끝에서 부항마사지를 시작하고 부항을 목 안쪽으로 이동하여 복장뼈(흉골) 상단에 닿도록 한다. 그 후 목의 연골 부위에서부터 부항을 바깥쪽으로 움직이며 목 부위를 마사지한다. 반대쪽에서도 같은 동작을 반복한다(**그림 8.14A, B, C**).

- 턱밑 부항마사지는 국소 근육을 강화하고 처짐(이중턱)을 예방할 수 있다.

목

부항 동작 10 목근육(목빗근)을 마사지한다. 귀 아래에서 시작하여 부항을 빗장뼈(쇄골) 쪽으로 움직이며 마사지한다. 목 근육에 대한 부항마사지는 빗장뼈와 귀 사이를 오가며 양방향으로 시술한다. 반대쪽에서도 같은 동작을 반복한다(**그림 8.15A, B, C**).

- 목에 부항마사지를 하면 긴장과 불안을 완화하고 머리로 가는 혈액 순환을 개선하는 데 도움이 된다.
- 목 근육을 마사지하면 피부 탄력이 회복되고, 주름이 줄어든다.

상부 가슴

부항 동작 11 빗장뼈 아래 및 가슴 상단. 가슴 중앙(복장뼈)에서 시작하여 부항을 빗장뼈 아래 측면(바깥쪽)으로, 가슴 근육(큰가슴근,대흉근)을 지나 어깨 끝까지 이동하면서 시술한다. 반대쪽에서도 같은 동작을 반복한다 (**그림 8.16A, B, C**).

- 빗장뼈와 가슴 위쪽을 마사지하면 가슴 근육이 탄탄하게 되고 주름이 줄어든다.

> **주의 사항**
>
> 최근 손상이나 골절의 병력이 있는 경우 빗장뼈에 부항마사지를 하지 않는다. 얼굴, 목, 가슴에는 고강도의 흡인력으로 부항을 시술하지 않는다.

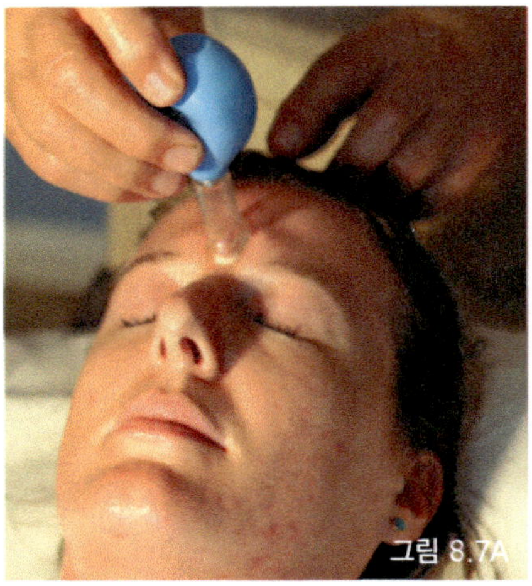
그림 8.7A

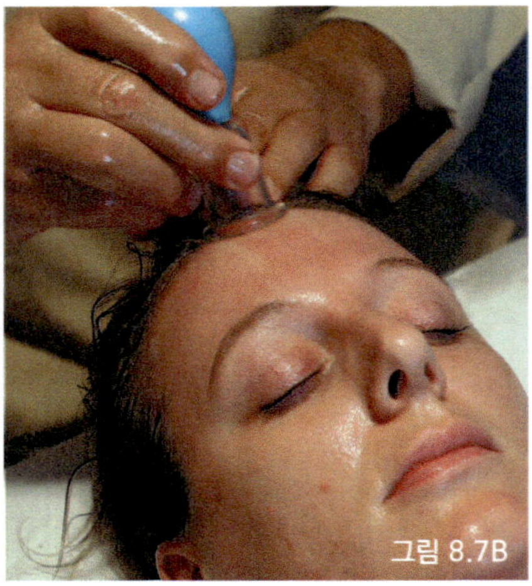
그림 8.7B

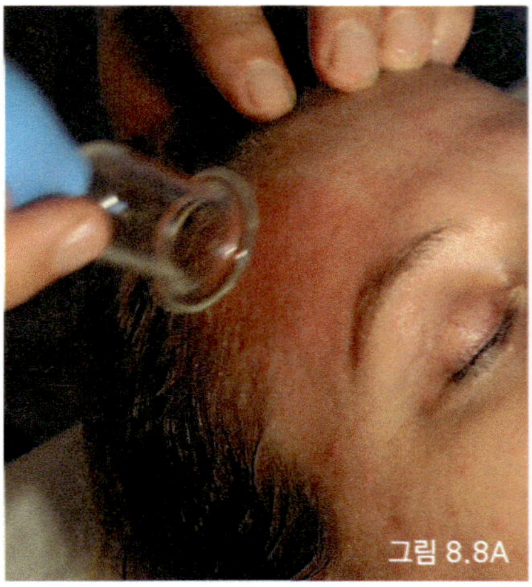
그림 8.8A

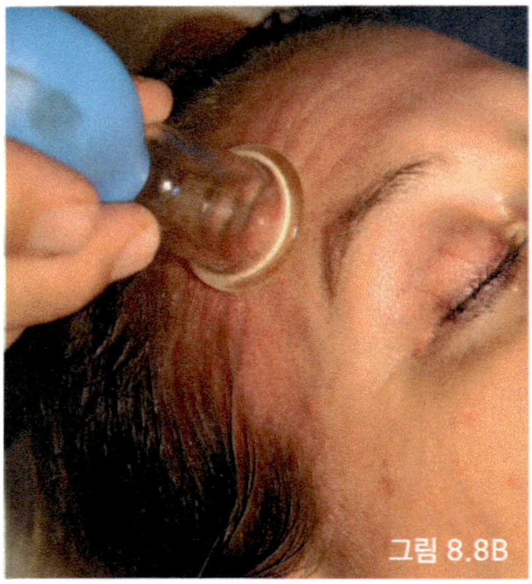
그림 8.8B

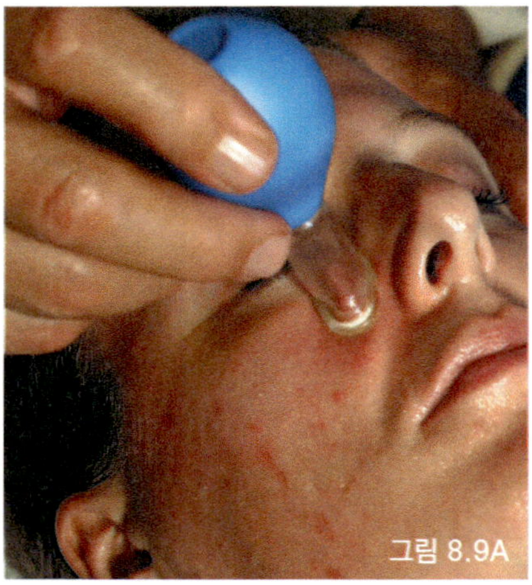
그림 8.9A

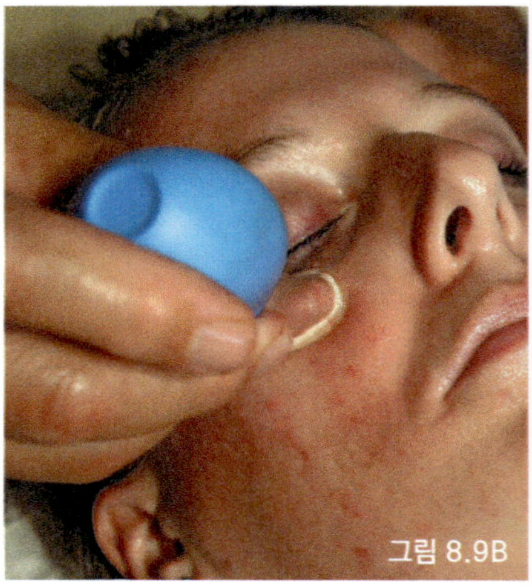
그림 8.9B

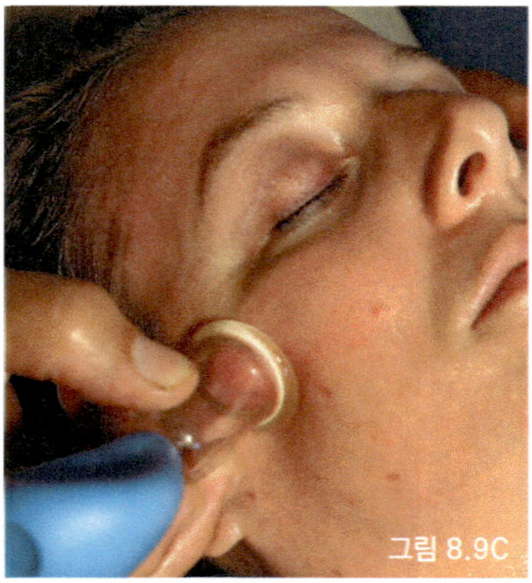
그림 8.9C

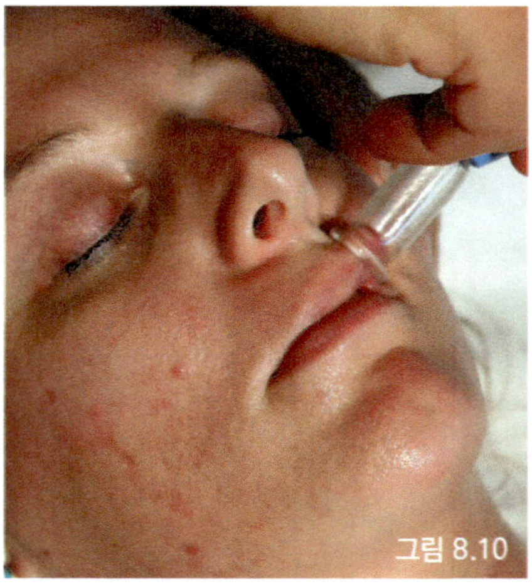
그림 8.10

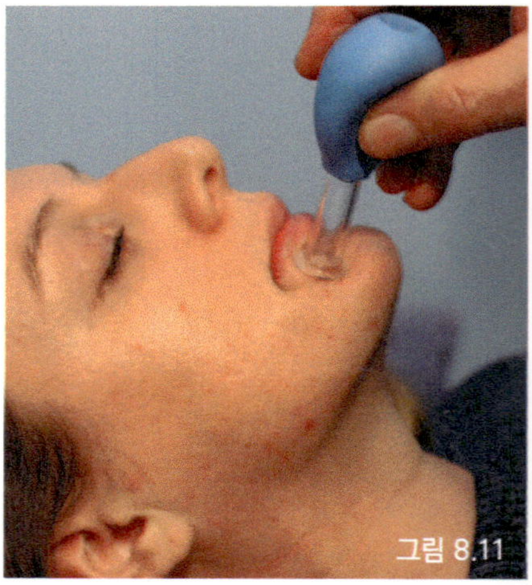
그림 8.11

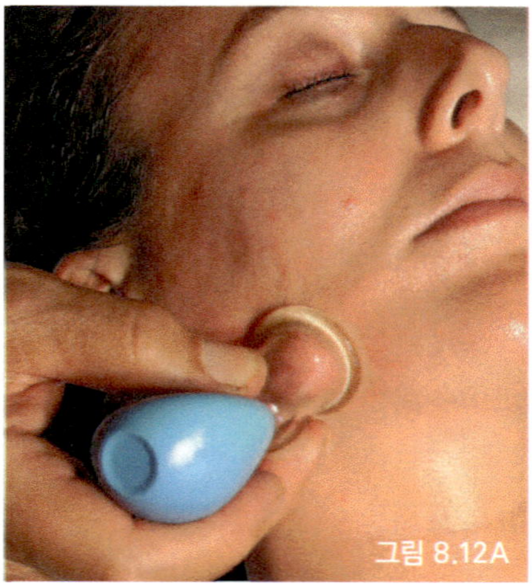
그림 8.12A

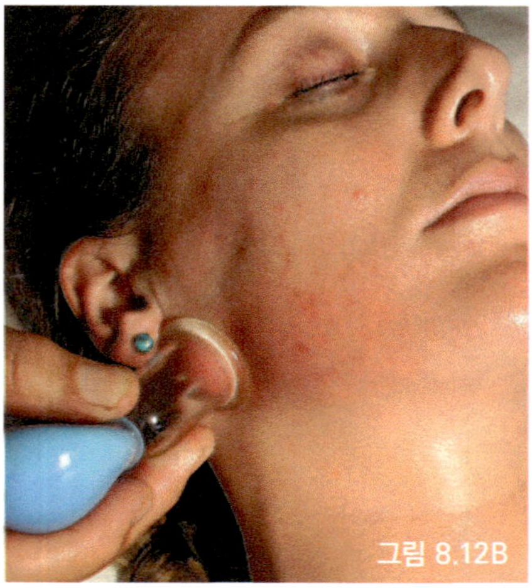
그림 8.12B

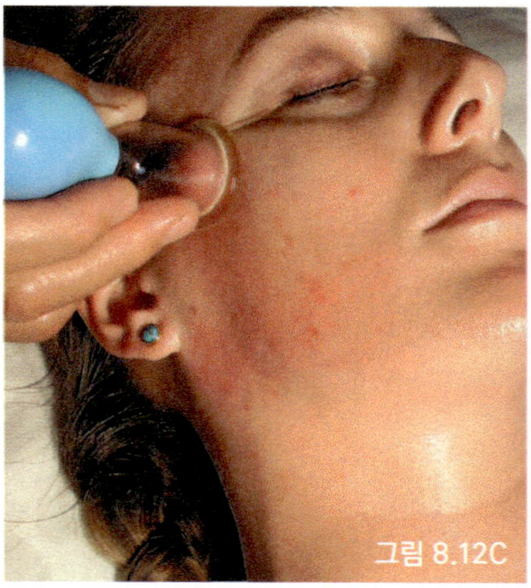
그림 8.12C

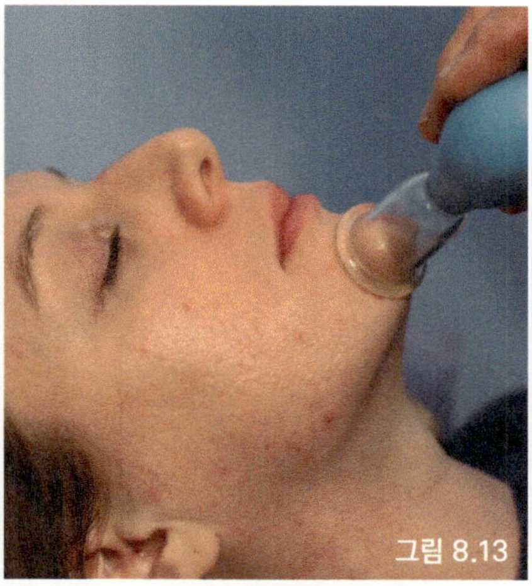

그림 8.13

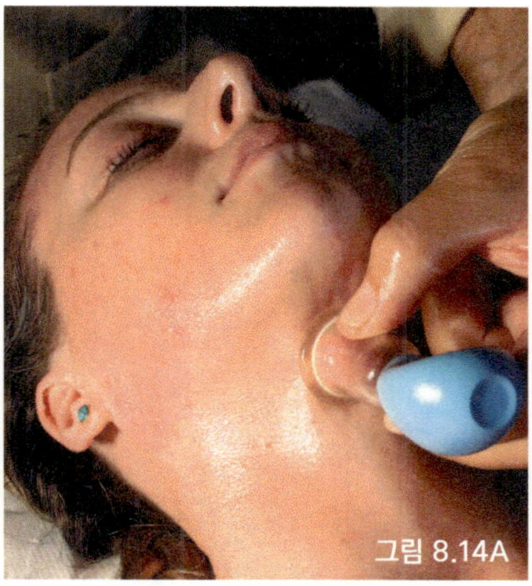

그림 8.14A

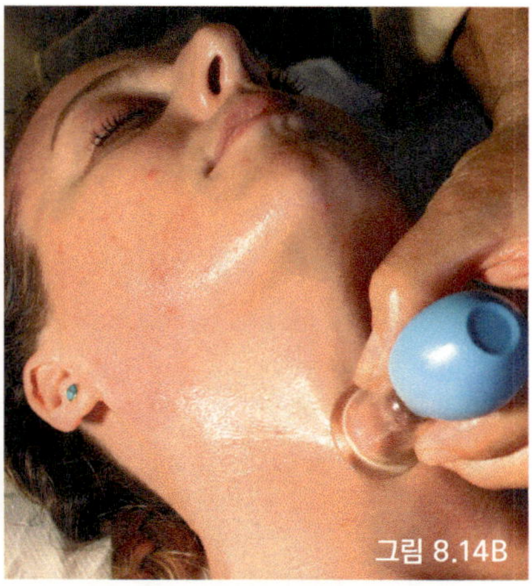

그림 8.14B

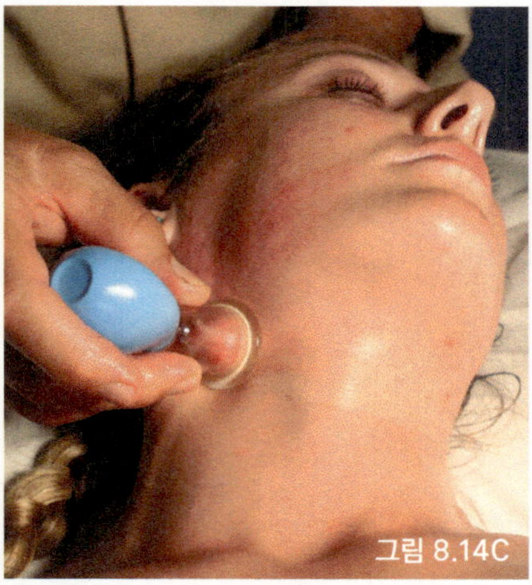

그림 8.14C

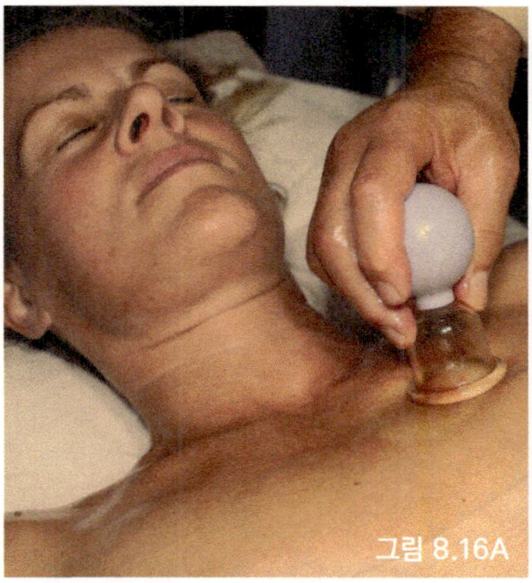

그림 8.16A

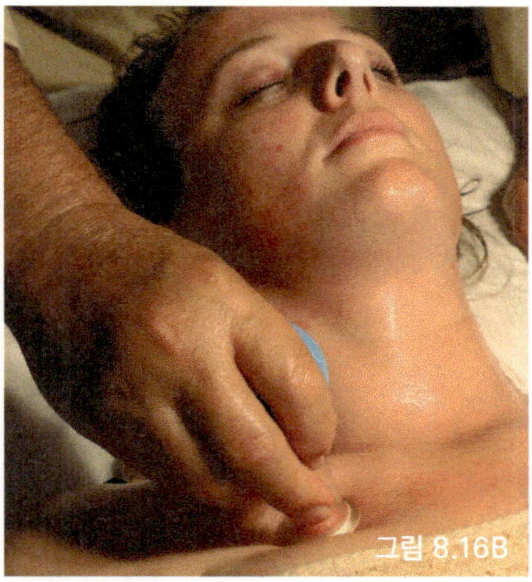

그림 8.16B

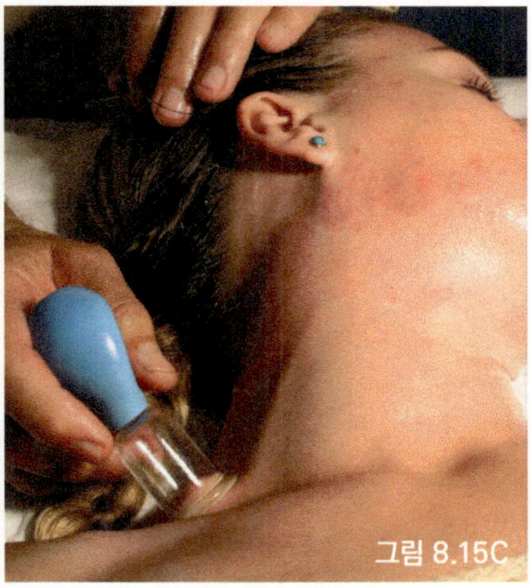

그림 8.15C

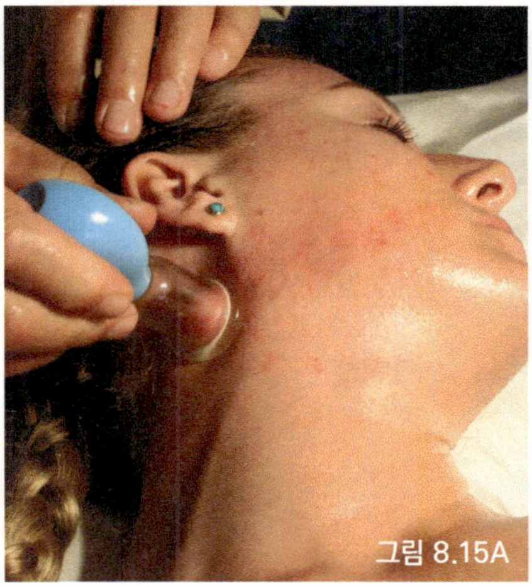

그림 8.15A

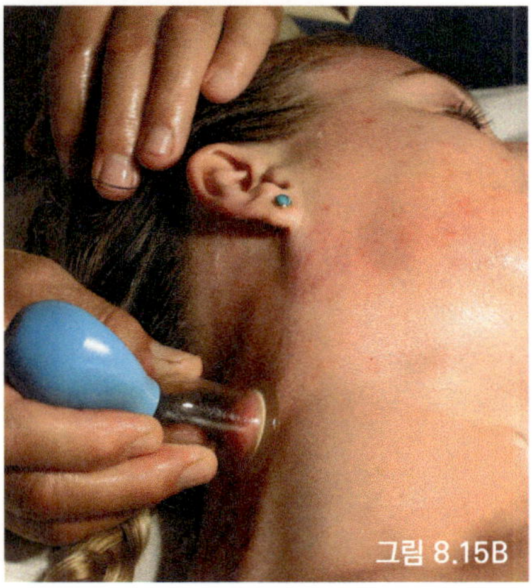

그림 8.15B

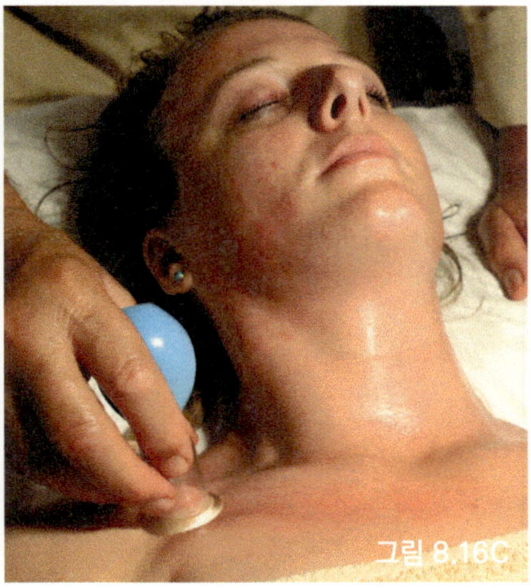

그림 8.16C

그림 8.7A, B: 인당에서 치료 시작

그림 8.8A, B: 이마

A. 눈썹 바로 위에서 시작하여 머리카락 경계선을 향해 부항을 움직인다.

B. 이마를 가로지르며 부항을 움직인다.

그림 8.9A, B, C: 눈 밑 부항마사지

콧방울 옆에서 시작하여 관자놀이 쪽으로 가로로 이동한다.

그림 8.10: 윗입술

작은 크기의 부항으로 입가 근육의 윤곽을 따라 좌우로 마사지한다.

그림 8.11: 아랫입술

입가 한쪽에서부터 반대쪽까지 마사지한다.

그림 8.12A, B, C: 얼굴 부항마사지 (얼굴 측면)

그림 8.13: 턱

그림 8.14A, B, C: 아래턱

그림 8.15A, B, C: 목 근육(흉쇄유돌근)

그림 8.16A, B, C: 빗장뼈 아래 및 가슴 위쪽

어깨, 팔, 손을 위한 부항마사지 프로토콜

Cupping massage protocol for shoulders, arms and hands

환자의 자세를 바꾸지 않고 어깨, 팔 및 손에 부항마사지를 계속한다. 어깨, 팔, 손 부항마사지는 6가지 부항 동작으로 구성된다.

어깨

부항 동작 1 중간 크기의 단일 부항(유리 또는 실리콘)을 사용하여 어깨 끝(위팔뼈머리와 어깨세모근)에서 부항마사지를 시작한다. 어깨세모근(삼각근) 전체를 마사지하기 위해서는 중강도의 부항을 가볍게 시행하고 어깨세모근의 윤곽에 따라 부항을 회전하고 이동시킨다(**그림 8.17**).

위팔

부항 동작 2 위팔(위팔세갈래근과 위팔두갈래근)의 앞쪽 면에 부항마사지를 한다. 어깨(어깨세모근)에서 시작하여 팔꿈치를 향해 마사지한다. 짧게 끊는 동작을 사용하기보다는 길게 움직이는 주관법 동작을 사용한다. 부항이 팔꿈치에 도달하여 떼어 낸 후에는 다시 어깨로 돌아가서 동일한 동작을 반복한다(**그림 8.18A, B**).

위팔 뒷면

부항 동작 3 위팔의 뒷면에 위치한 근육(위팔근 및 세갈래근)에 부항마사지를 한다. 팔 뒤쪽 부위는 살결이 연한 부분이므로 저강도 흡인력으로 마사지한다. 림프 순환을 촉진하기 위해 팔꿈치 안쪽에서 겨드랑이까지 마사지하는 것으로 시술을 마무리한다(**그림 8.19**).

아래팔

부항 동작 4 아래팔 바깥쪽(폄근, 신근)에 부항마사지를 한다. 팔꿈치에서 부항마사지를 시작하여 부항을 손목 뒤쪽으로 옮긴 후 다시 팔꿈치 위치로 돌아간다(**그림 8.20A, B**). 부항을 움직임이는 것이 어려워지면 마사지 오일을 피부에 바른다.

팔뚝

부항 동작 5 아래팔 안쪽(굽힘근, 굴곡근)에 부항마사지를 한다. 부항을 팔꿈치 안쪽에 저강도 흡인력을 이용하여 마사지하고, 부항을 손목 앞쪽으로 움직인 다음 다시 안쪽 팔꿈치 위치로 돌아간다(**그림 8.21A, B**). 팔꿈치 안쪽에서 부항마사지를 계속하여 겨드랑이까지 마사지한 뒤에 마무리한다.

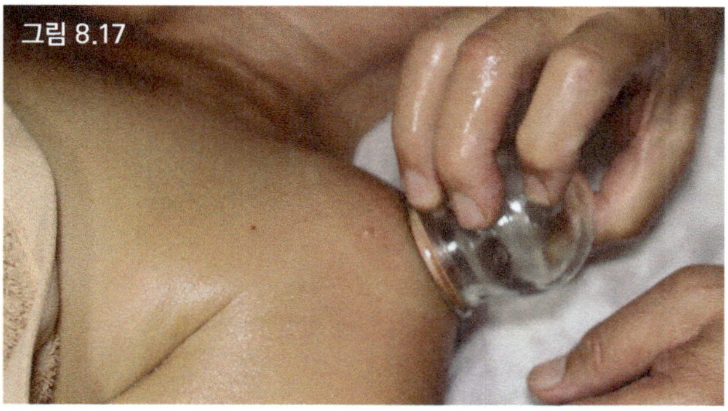

그림 8.17

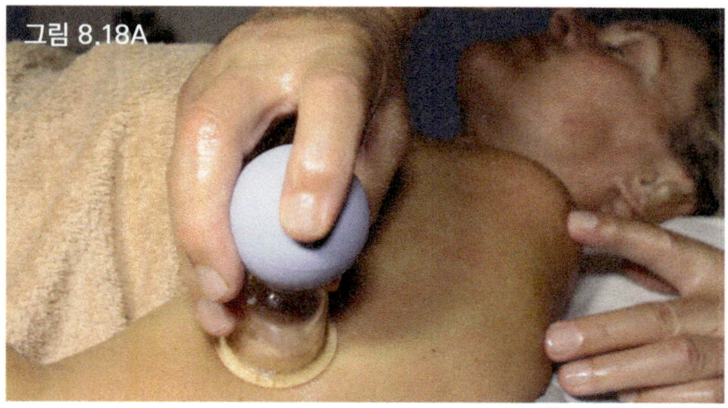

그림 8.18A

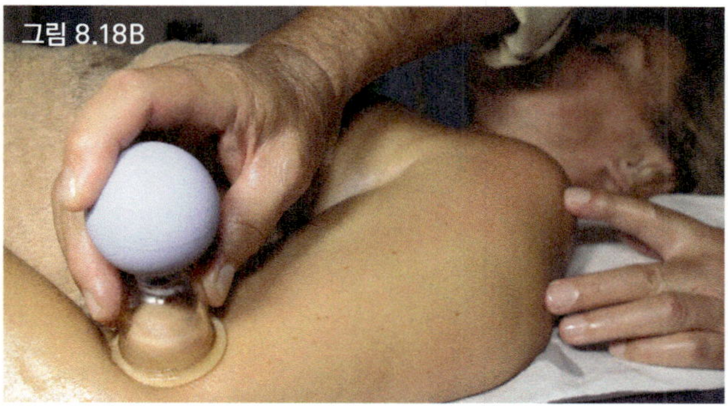

그림 8.18B

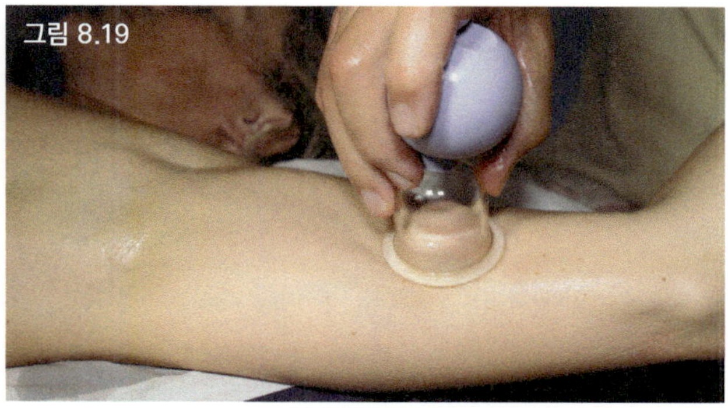

그림 8.19

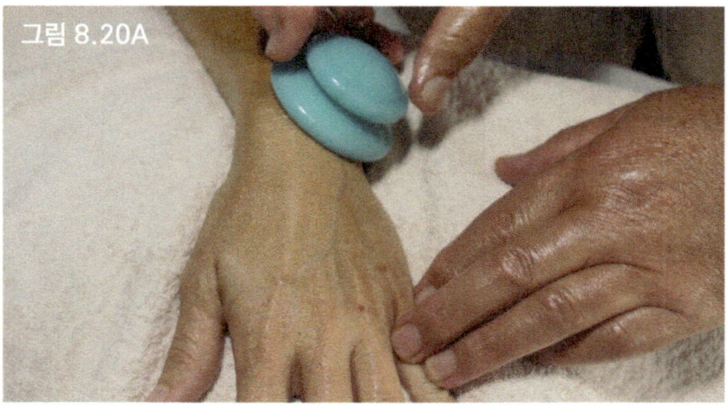

그림 8.20A

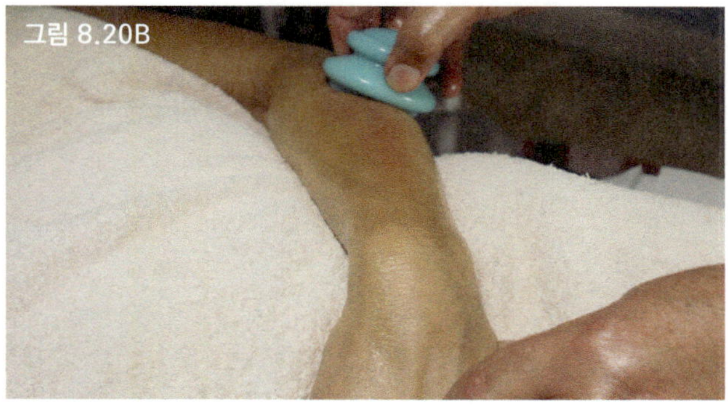

그림 8.20B

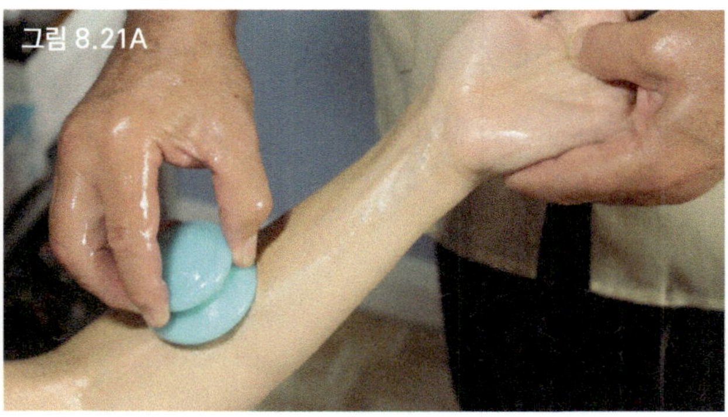

그림 8.21A

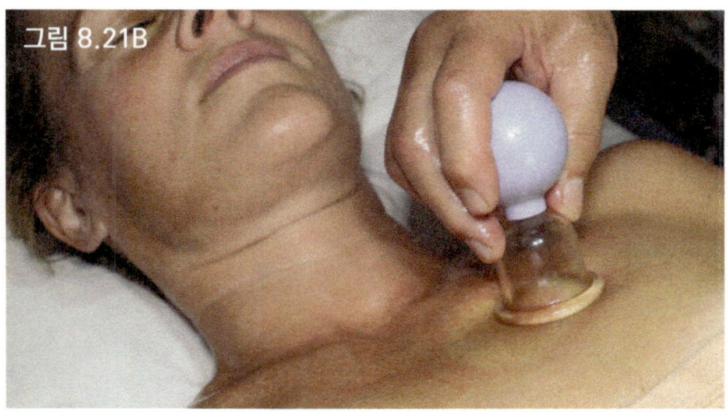

그림 8.21B

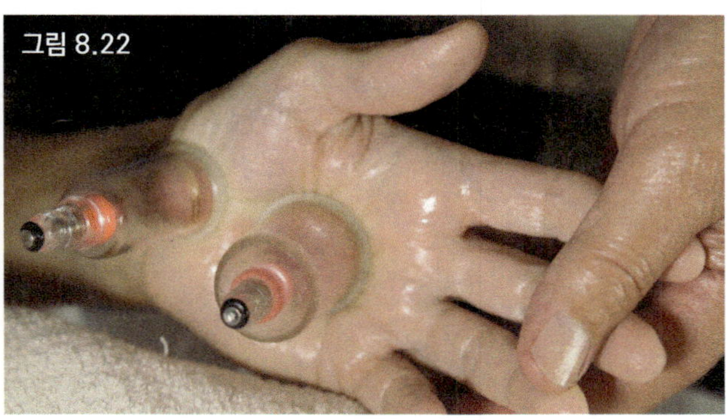

그림 8.22

그림 8.17: 어깨

그림 8.18A, B: 위팔(위팔세갈래근 및 위팔두갈래근)

그림 8.19: 위팔 뒷면(위팔근과 세갈래근)

그림 8.20A, B: 아래팔 바깥쪽(확장 근육)

그림 8.21A, B: 아래팔

그림 8.22: 손바닥 부항

손바닥

부항 동작 6 작은 부항 2개 또는 큰 부항 1개를 사용하여 손바닥 내부에 중강도에서 고강도 흡인력으로 유관법을 시술하고 몇 분 동안 그대로 둔다. 각 손가락을 잡아당기고 비틀면서 시술을 마무리한다(**그림 8.22**).

팔과 손 부항마사지의 기대 효과:

- 혈액 순환을 촉진한다.
- 근육, 인대 및 힘줄을 이완시킨다.
- 팔과 손에 에너지를 공급한다.
- 림프 순환을 촉진한다.

가슴 및 유방을 위한 부항마사지 프로토콜

Cupping massage protocol for chest and breast

가슴

부항 동작 1 저강도에서 중강도의 흡인력을 사용하여 가슴 중앙(복장뼈)에서부터 가슴 부항마사지를 시작한다. 부항을 옆으로(바깥쪽으로) 움직여 가슴 근육(대흉근)을 지나 어깨까지 부항을 반달 모양으로 밀어준다. 반대쪽에서도 같은 동작을 반복한다(**그림 8.23A, B, C**).

가슴 아래

부항 동작 2 복장뼈 끝(복장뼈의 칼돌기)에서 부항마사지를 시작한다. 부항을 겨드랑이 쪽으로 옆으로 밀고 움직인다. 부항을 떼어 낸 뒤 이 과정을 반복할 때 반드시 부항을 가슴 중앙에 시술하여 바깥쪽을 향해 옆으로 밀어내도록 한다(**그림 8.24A, B**).

- 가슴 부항마사지는 갈비뼈 사이의 근육을 이완시키고 가슴을 열어 주어 호흡을 원활하게 한다.

유방

부항 동작 1 마사지 오일을 유방 전체에 듬뿍 바른다. 가장자리가 부드럽고 매끄러운 작은 부항을 선택한다. 저강도 흡인력으로 부항을 시술한다. 유방 기저부(큰가슴근)에서 시작하여 부항을 유방의 바깥쪽으로 시계 방향으로 움직여 유방 전체를 원을 그리며 마사지한다. 기본적으로는 이 마사지 동작을 5회 적용하는 것으로 시작하여 몇 주에 걸쳐 30~50회까지 늘려나간다(**그림 8.25**).

부항 동작 2 유방에 부항마사지를 한다. 원을 그리는 부항마사지 동작이 끝나면 부항 내부의 흡인력을 조절하는 밸브 장치가 있는 가슴 부위 전용 부항을 사용하여 유두를 포함한 유방을 마사지한다. 처음 마사지할 때에는 5분 동안 유지하는 것으로 시작하여 점차 시술 시간을 늘려 15분까지 유지한다(**그림 8.26**).

이 과정에서 환자가 통증을 느껴서는 안 된다. 만약 환자가 유방 통증을 호소하면 부항을 제거하고 더 낮은 강도의 흡인력을 사용하여 다시 시술한다. 유방조직은 매우 부드럽기 때문에 항상 저강도 흡인력으로 부항 시술을 시작하고 몇 주에 걸쳐 중강도 흡인력으로 증가시킨다. *유두에서 분비물이나 출혈을 일으킬 수 있으므로 유방에는 고강도 부항을 하면 절대로 안 된다.*

유방 기저부 부항마사지의 기대 효과:

- 힘줄을 조이고 탄력 있게 하여 처짐을 방지한다.
- 프로락틴, 옥시토신, 에스트로겐과 같은 노화 방지 호르몬 생성을 촉진한다.
- 유방의 혈액 순환을 증가시킨다.
- 유방의 림프 순환을 돕는다.
- 유선을 자극한다.
- 가슴 크기를 증가시킨다.

주의 사항

유방 부항을 피하는 경우

- 환자가 15세 미만인 경우
- 유방에 염증, 부기 또는 덩어리가 있는 경우
- 환자가 통증을 느끼거나 분비물이 있는 경우
- 양쪽 유방의 크기에 이상이 있는 경우
- 유방 피부 조직 또는 주변 피부 조직이 비정상적인 경우

가슴과 유방에는 고강도의 부항 시술은 피한다.

복부 부항마사지 프로토콜 Cupping massage protocol for abdomen

환자의 무릎을 들어올리고 무릎 아래에 베개나 수건을 놓아 전후면 코어 근육을 완전히 이완시킨다. 부항마사지를 할 때 복부 부위 감각이 특히 예민하게 느껴질 수 있는데, 환자가 스트레스를 받고 있다면 불편감이 더욱 증가할 수 있다.

전체 복부(상복부 및 하복부)에 오일을 바른다.

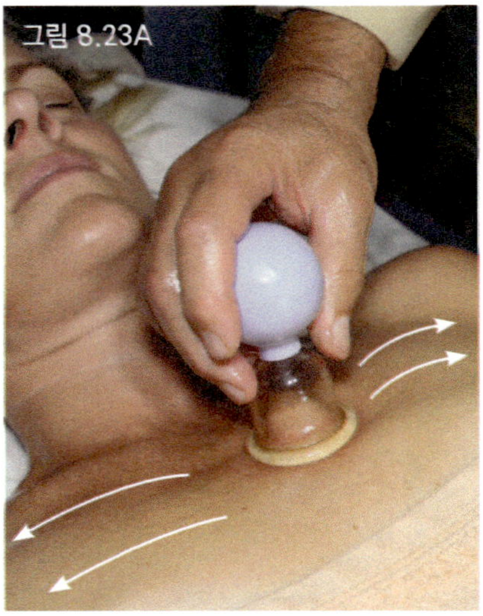

그림 8.23A

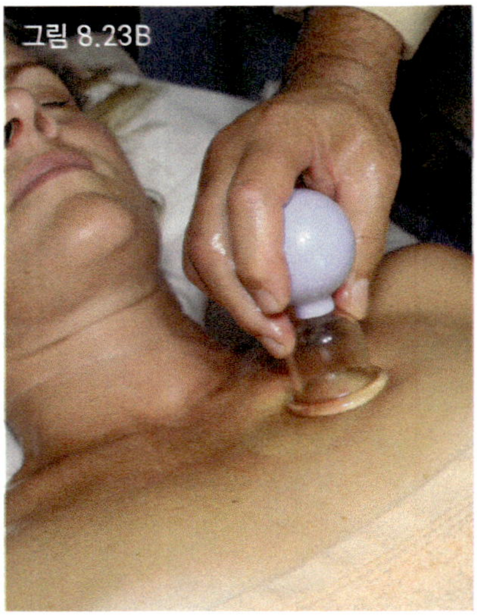

그림 8.23B

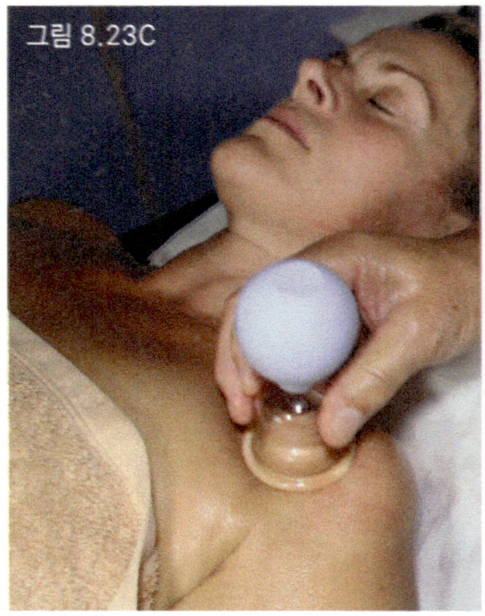

그림 8.23C

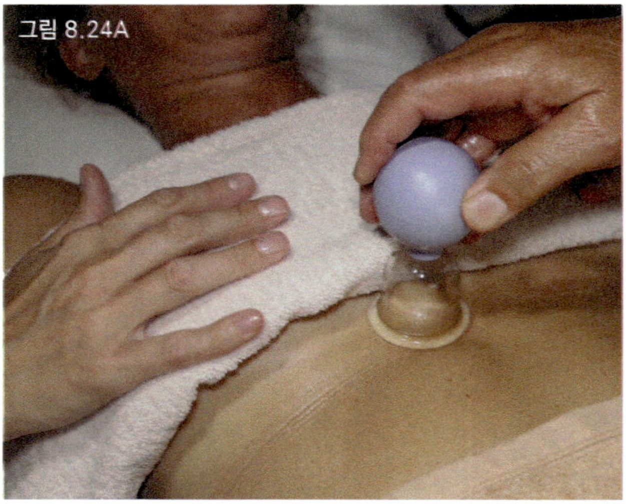

그림 8.24A

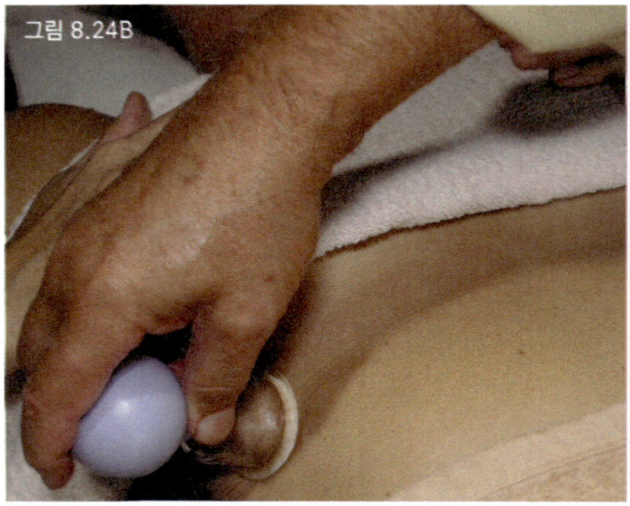

그림 8.24B

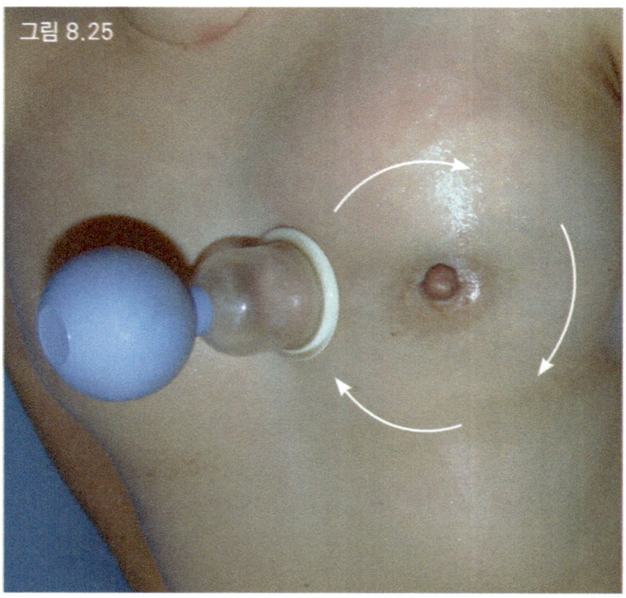

그림 8.25

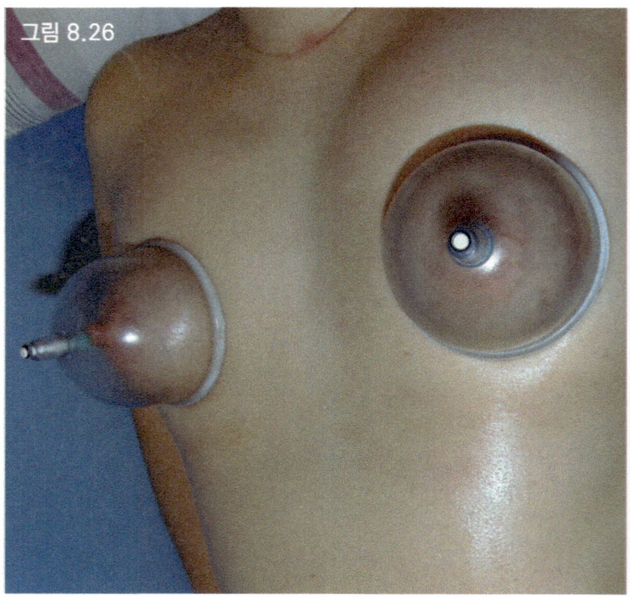

그림 8.26

그림 8.23A, B, C: 가슴 부항마사지

그림 8.24A, B: 유방 아래 부항마사지

그림 8.25: 유방 주위(원을 그리는) 부항마사지

그림 8.26: 유방 부항마사지

복부

부항 동작 1 5분 동안 복부 전체에 10~15개의 저강도 유관법을 시술하는 것으로 복부 부항마사지를 시작한다(그림 8.27A, B).

가로막(횡격막)

부항 동작 2 복장뼈(흉골) 끝에서 두덩뼈(치골)까지 가상의 직선을 그린다. 부항 하나를 저강도 흡인력으로 적용한 후에 부항을 가슴우리(흉곽) 아래의 가로막(횡격막) 근육 쪽으로 움직인다. 뜬갈비뼈(11번, 12번 갈비뼈)를 향해 가로 방향으로 움직이면서 가로막 근육을 마사지한다. 가상의 정중선에서 동일한 동작을 반복하며 상복부와 하복부를 마사지하고 두덩뼈에 도달하면 시술을 종료한다(그림 8.28).

배꼽 부항마사지

부항 동작 3 복부에 가로 방향 부항 동작을 마친 후 이어서 부항(실리콘 부항 권장) 하나를 배꼽에 적용하여 시계방향으로 원을 그리며 점점 크게 그리며 복부(배곧은근, 복직근) 부항마사지를 계속한다(그림 8.29).

복부 부항마사지의 기대 효과:

- 소화를 개선한다.
- 변비를 완화하고 배변에 도움이 된다.
- 복부 코어 근육을 강화한다.
- 산소가 풍부한 혈액의 내부 장기 순환을 촉진한다.
- 생식 기관으로의 혈액 순환을 개선한다(남녀 모두).
- 일반적으로 긴장을 풀고 스트레스를 완화하는 데 도움이 된다.
- 복통과 생리통을 완화시킨다.
- 간문맥 순환을 개선하여 간 및 쓸개에 도움이 된다.
- 복부 피부결을 개선한다.
- 근육 경련 완화에 도움이 된다.
- 흉터 조직을 치유한다.
- 림프 순환을 촉진한다.

주의 사항

상복부와 하복부에 고강도의 부항 시술은 피한다.

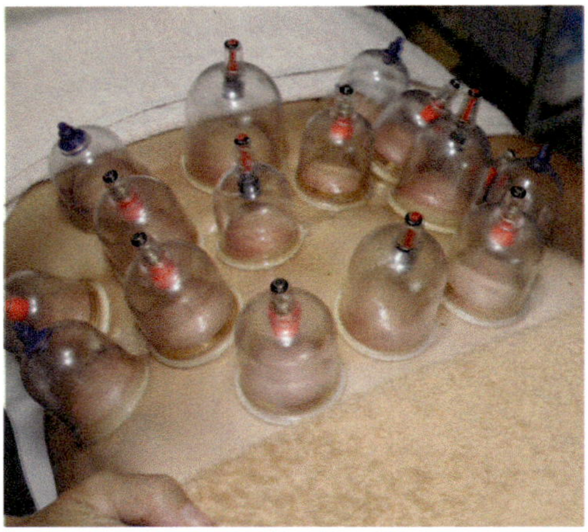
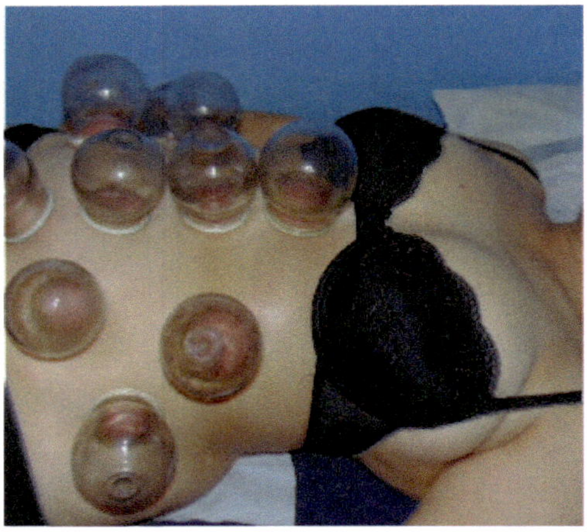

그림 8.27A, B: 복부 부항

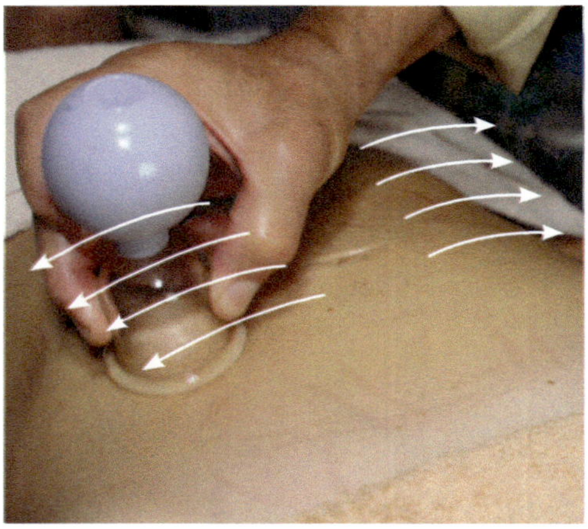

그림 8.28: 가로막 부항

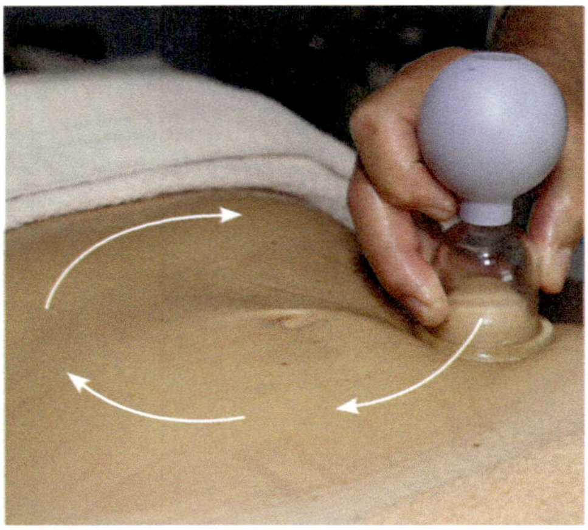

그림 8.29: 배꼽 부항마사지
부항을 시계 방향으로 원을 그리며 배꼽 부위에서 시작하여 치골까지 확장한다.

다리 부항마사지 프로토콜(안티 셀룰라이트 마사지)

Cupping massage protocol for the legs (anti-cellulite massage)

다리 부항마사지는 셀룰라이트 문제와 스포츠 관련 손상을 호소하는 환자가 가장 많이 요청하는 치료법 중 하나이다. 셀룰라이트를 치료하기 위해 부항마사지를 사용하는 개인적인 임상 경험을 바탕으로 저자는 모든 마사지 기법 중에서 부항마사지가 가장 효과적인 방법이라는 것을 알게 되었다. 일반적으로 5~6차 시술 후 셀룰라이트가 한층 부드러워지는 것을 관찰할 수 있다.

다리/허벅지 전면

환자를 앙와위로 눕히고 발목부터 허벅지 위쪽, 사타구니까지 다리 전체에 오일을 충분히 바른다.

부항 동작 1 허벅지 안쪽과 바깥쪽, 무릎을 포함하여 위쪽 다리와 허벅지 전체를 유리 부항 또는 (권총형 펌프를 사용하는) 아크릴수지 부항 10~15개를 사용하여 5분 동안 저강도 유관법으로 시술한다(**그림 8.30**).

부항 동작 2 5분 후에 모든 부항을 제거한다(**그림 8.31**).

다리

부항 동작 3 필요한 경우 마사지 오일을 더 바른다. 중간 크기의 실리콘 부항을 선택하여 사타구니에서부터 시술을 시작한다. 시술 시 다리 안쪽에서부터 허벅지 바깥쪽을 향해 가로 방향으로 주관법을 시행한다. 주관법이 끝날 때마다 시술 위치를 무릎을 향해 조금씩 내려가며 주관법을 반복하여 시행한다[이 동작은 모음근(내전근)을 자극한다]. 허벅지 시술이 완료되면 전두근(넙다리네갈래근, 대퇴사두근) 부위로 이동하여 시술하고, 마지막으로 허벅지 바깥쪽[엉덩정강근막띠(장경인대) 또는 IT밴드]으로 이동하여 시술한다. 마무리 과정으로 무릎에서부터 허벅지 전체에 주관법을 시술하고 부항을 사타구니와 림프선 쪽으로 이동하며 시술을 종료한다(**그림 8.32A, B, C, D, E, F**).

무릎 아래

부항 동작 4 실리콘 부항 하나를 사용하여 무릎뼈(슬개골)에서 시작하여 발목 방향으로 바깥쪽 다리의 아래쪽 부분을 마사지한다(발목과 발의 굽힘근이 자극됨). 아래쪽 다리의 안쪽에서도 같은 동작을 반복한다(**그림 8.33A, B**).

대부분의 다리 근육 구조는 긴 근육이므로 부항마사지는 짧게 끊는 동작보다는 길게 이어 가는 주관법 동작이 더 효과적이다.

다리 부항마사지의 기대 효과:

- 혈액 및 체액 순환을 촉진한다.
- 가장 효과적인 셀룰라이트 개선 마사지 기법이다.
- 림프 순환에 도움이 된다.
- 피로한 근육, 힘줄 및 인대를 이완시킨다.
- 뻣뻣한 관절에 도움이 된다.
- 경련을 예방한다.
- 다리에 에너지를 공급한다.

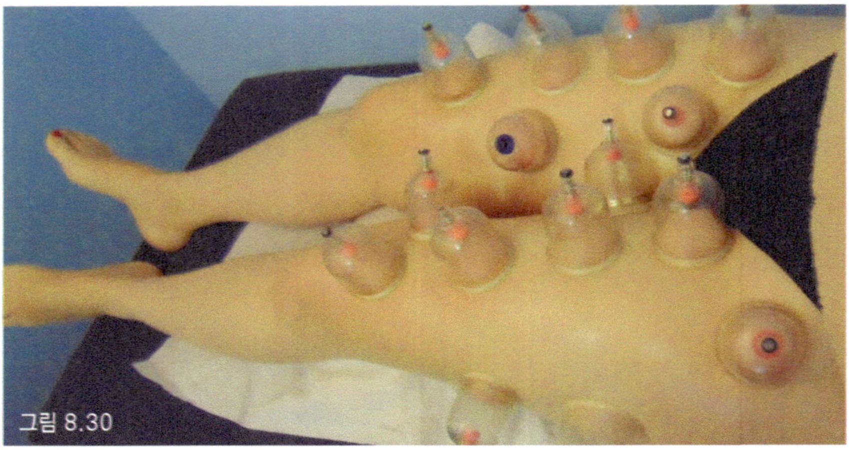
그림 8.30

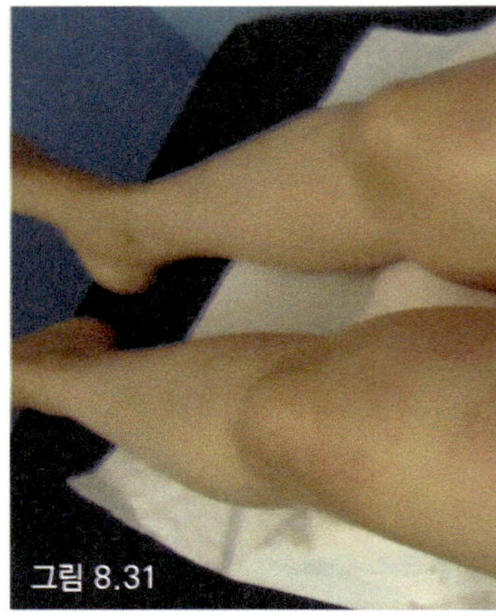
그림 8.31

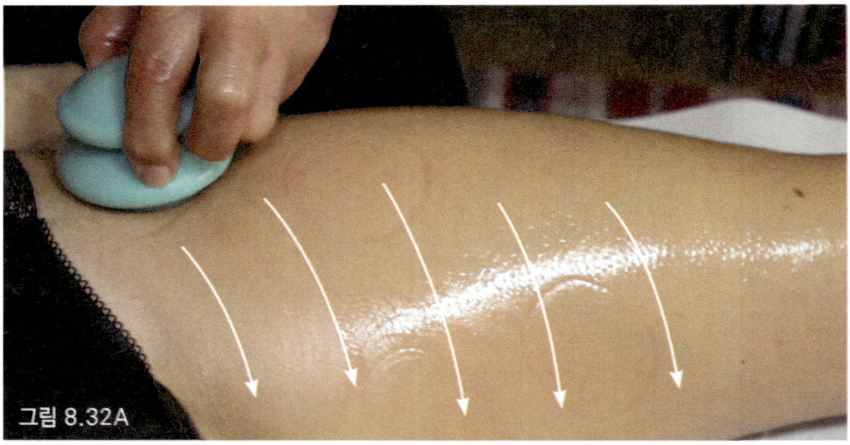
그림 8.32A

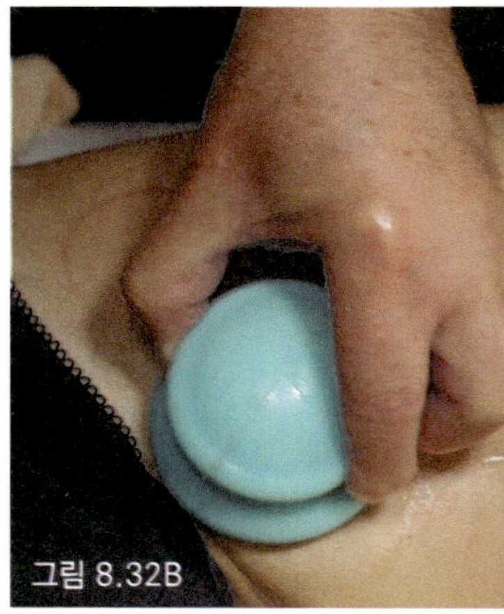
그림 8.32B

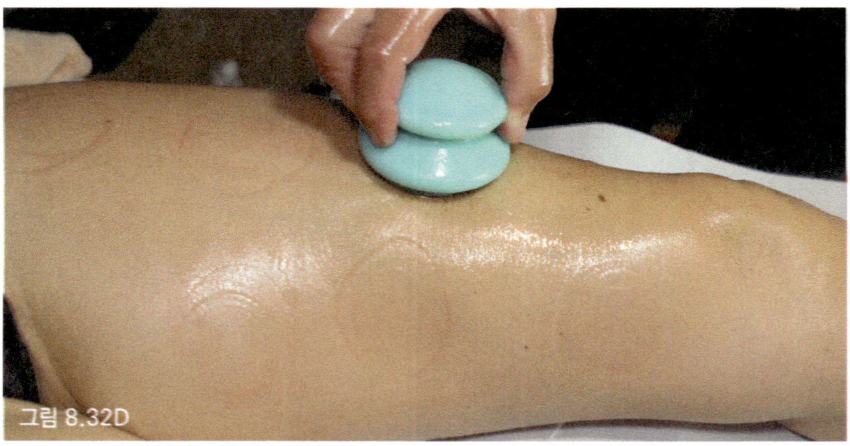
그림 8.32D

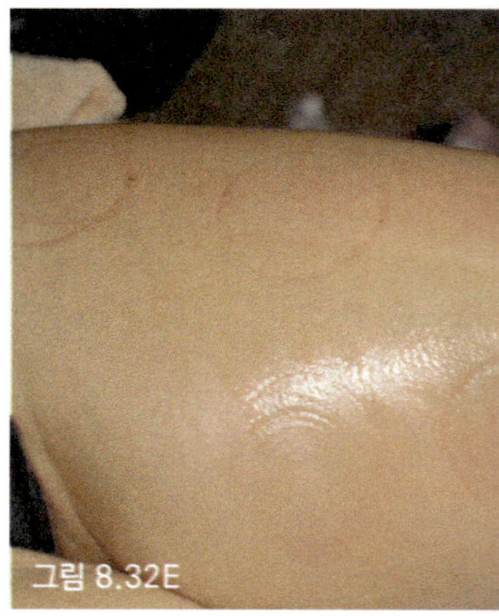
그림 8.32E

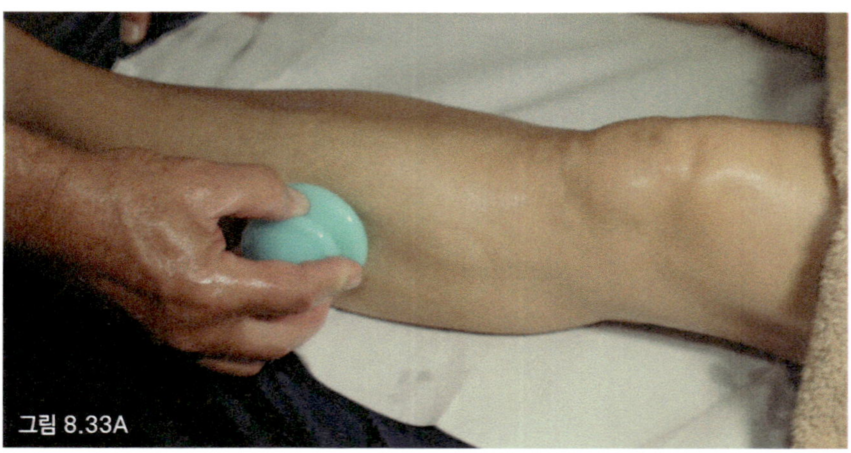
그림 8.33A

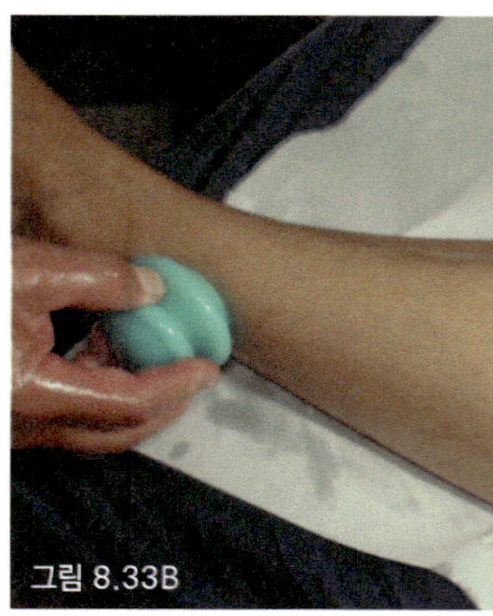
그림 8.33B

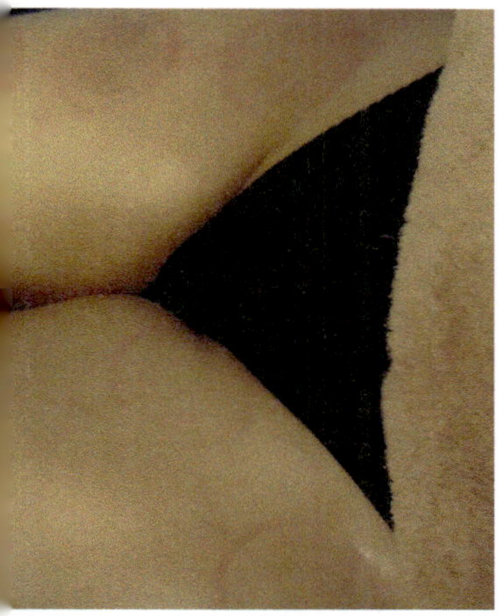

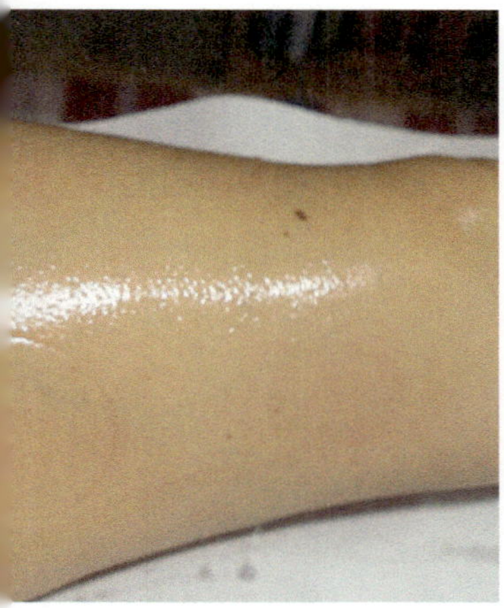

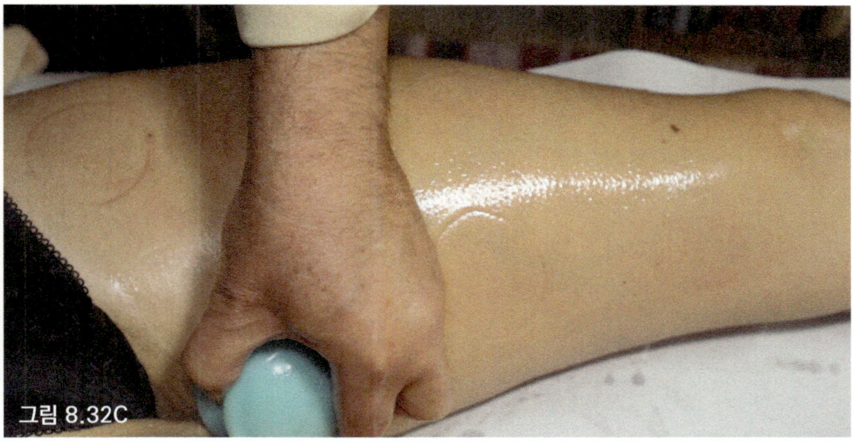

그림 8.32C

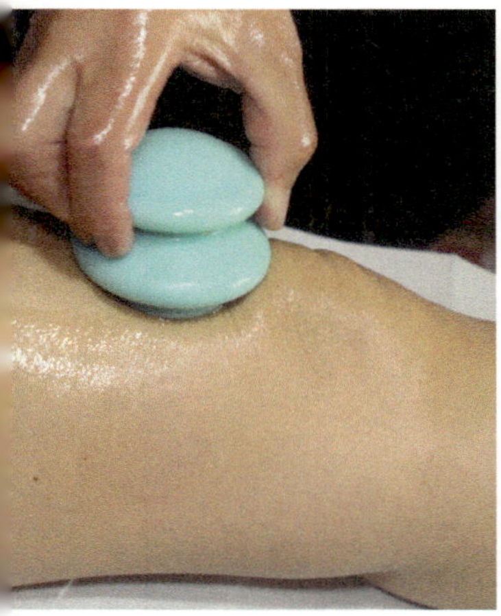

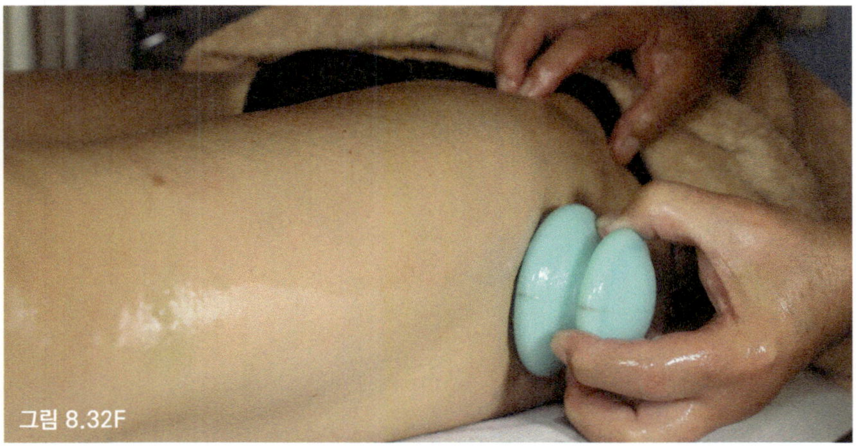

그림 8.32F

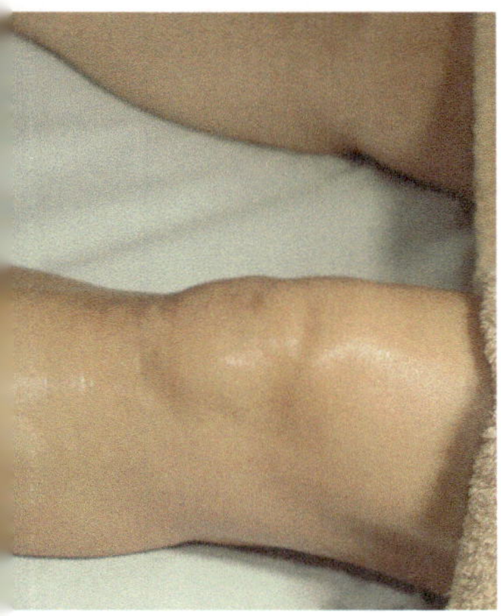

그림 8.30: 다리/허벅지 전면의 부항 시술
그림 8.31: 모든 부항을 제거한 다리
그림 8.32A, B, C, D, E, F: 다리의 부항마사지
그림 8.33A, B: 무릎 아래의 부항마사지

목뒤, 어깨, 등 상부(몸통 뒤쪽)를 위한 부항마사지 프로토콜

Cupping massage protocol for the back of the neck, shoulders and upper back (posterior aspect of trunk)

환자가 엎드린 자세(얼굴이 아래로 향하게, 복와위)를 취하게 하고, 환자의 편의를 위해 가급적이면 얼굴 부분이 열린 시술용 침대를 사용한다. 평평한 곳에 엎드려서 목을 옆으로 오랫동안 돌리는 것이 불편한 경험이 될 수 있으며, 목에 경련과 통증을 유발할 수도 있다.

뒷목

부항 동작 1 뒷목에서 시작한다. 목 근육에 2~4개의 작은 부항으로 중강도 유관법을 5분 동안 시술한다. 머리카락 경계선(헤어라인)을 피한다(**그림 8.34**).

등 상부

부항 동작 2 더 큰 부항으로 부항을 계속 시술한다. 어깨(등세모근 및 세모근)에서 아래쪽으로 등 전체(넓은등근), 허리선까지 덮도록 10~15개의 부항을 사용하여 5분 동안 중강도 유관법을 시술한다(**그림 8.35**).

부항 동작 3 5분 후에 모든 부항을 제거하고 등의 모든 부위에 마사지 오일을 추가로 바른다(**그림 8.36**).

목 마사지

부항 동작 4 작은 실리콘 부항을 선택하고 헤어라인(머리널판근)에서 시작하여 T1(첫 번째 등뼈)을 향해 상하 운동으로 목을 마사지한다(**그림 8.37A, B**).

어깨

부항 동작 5 유리 또는 실리콘 부항 하나를 사용하여 T1에서 시작하여 어깨 끝부분을 향해 가로 방향으로 저강도 또는 중강도 흡인력으로 등세모근과 세모근을 마사지한다. (등세모근은 목뒤 위쪽을 가로지르는 큰 연 모양의 근육이고 세모근은 어깨를 덮는 삼각형 모양의 두꺼운 근육이다(**그림 8.38A, B**).

몸통 뒤쪽

부항 동작 6 유리 부항 또는 실리콘 부항 하나를 척주세움근 가장 위쪽에 중강도의 흡인력으로 시술하고(척주세움근은 많은 근육과 힘줄로 구성되어 있으며 엉덩이까지 이어짐), 허리선까지 상하로 움직인다. 반대쪽에서도 같은 동작을 반복한다(**그림 8.39A, B, C**).

부항 동작 7 몸통 뒤쪽을 계속 마사지한다. 실리콘 부항 하나를 저강도에서 중강도의 흡인력으로 시술하여 척추에서 시작하여 복부 앞쪽을 향해 부항을 가로 방향으로 이동하며 몸통 뒤쪽을 마사지한다(**그림 8.40A, B, C, D, E, F**).

뜨거운 수건으로 환자의 등을 10분 이상 덮어주고 치료를 종료한다.

목 부항마사지의 기대 효과:

- 목의 긴장과 경련을 완화한다.
- 경직된 목과 어깨를 완화한다.
- 긴장성 두통을 줄이는 데 도움이 된다.
- 척수로 혈액 순환을 촉진한다.
- 중추신경계를 자극한다.
- 팔에 공급하는 신경을 자극한다.

등 부항마사지의 기대 효과:

- 혈액 및 체액 순환을 개선한다.
- 등 근육과 힘줄을 강화한다.

몸통 뒤쪽 부항마사지의 기대 효과:

- 경추 신경(8쌍) 및 흉추 신경(12쌍)의
  중추신경계 지배 관계에 있는 팔다리와 내부 장기를 자극한다.
- 호흡과 폐활량을 향상시킨다.
- 허리 근육의 긴장을 완화한다.
- 소화를 개선하고 배변에 도움을 준다.

허리 부항마사지의 기대 효과:

- 월경통 완화에 도움이 된다.
- 이완과 진정 효과가 있다.

주의 사항

- 측면 근육(넓은등근) 부위는 갈비뼈가 피부 표면 바로 아래에 있어 부항마사지를 할 때 감각이 예민해지거나 통증을 유발할 수 있다. 따라서 이 부위에는 유리 부항의 사용을 피한다.
- 환자가 살집이 두꺼운 경우는 척추에 부항마사지가 가능하다. 하지만 환자가 마른 체질 또는 뼈가 보일 정도로 마른 경우에는 척추에 직접 부항을 시술하지 않는다.

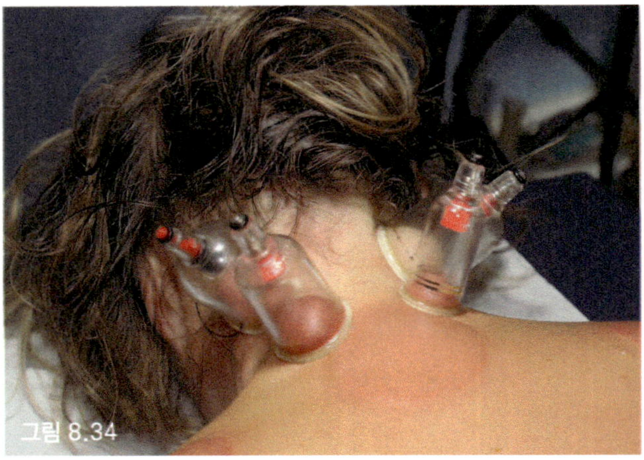
그림 8.34

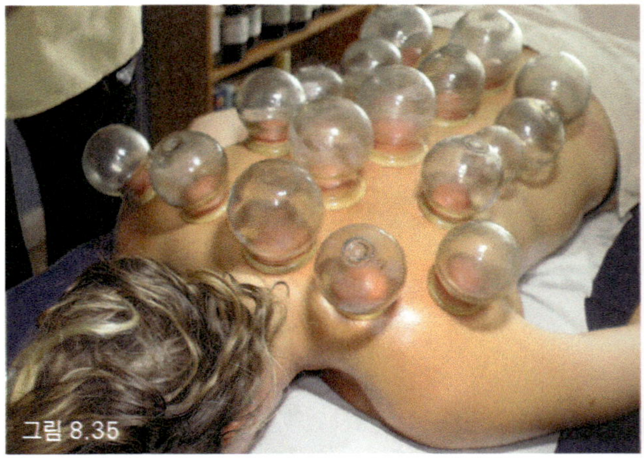
그림 8.35

그림 8.34: 목뒤
그림 8.35: 등 상부
그림 8.36: 모든 부항을 제거한 등 상부
그림 8.37A, B: 목 마사지
그림 8.38A, B: 어깨
그림 8.39A, B, C: 몸통의 뒤쪽
그림 8.40A, B, C, D, E, F: 몸통의 뒤쪽을 계속 마사지한다.

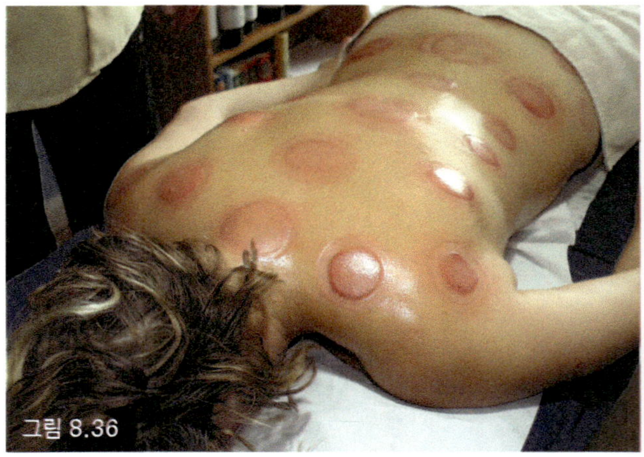
그림 8.36

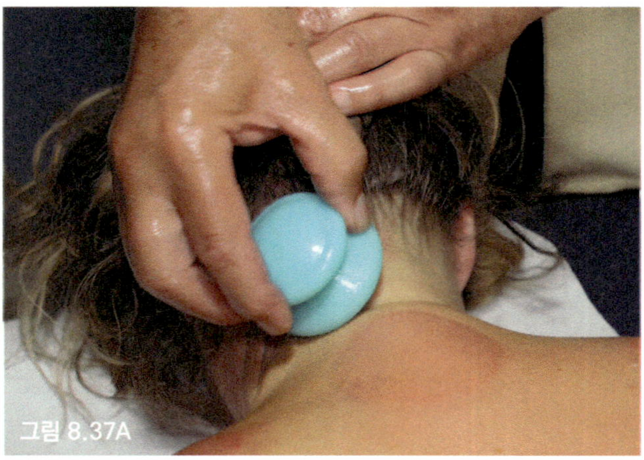
그림 8.37A

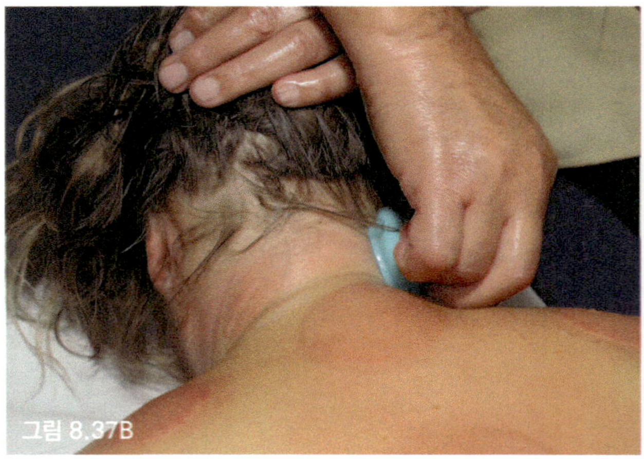
그림 8.37B

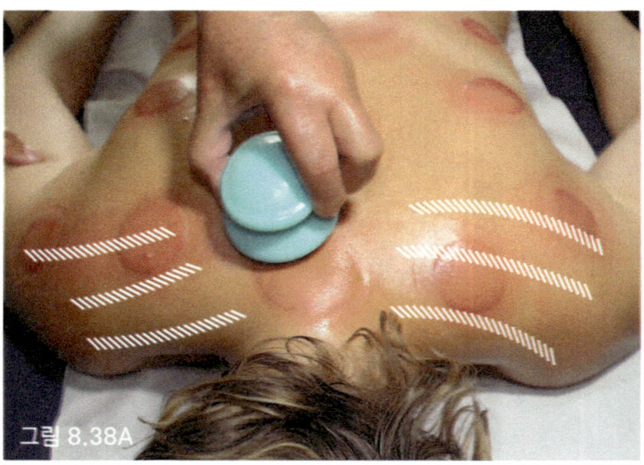
그림 8.38A

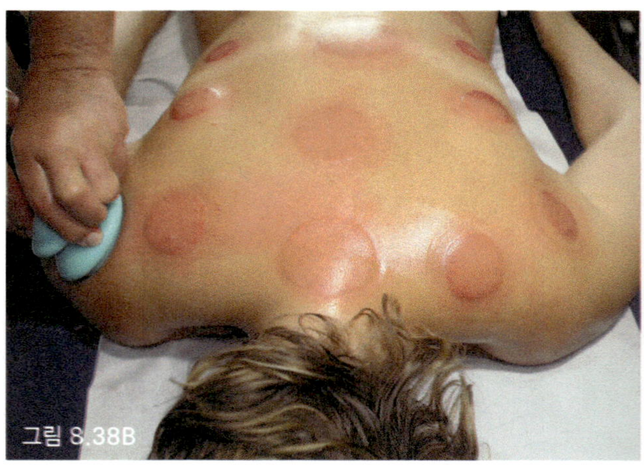
그림 8.38B

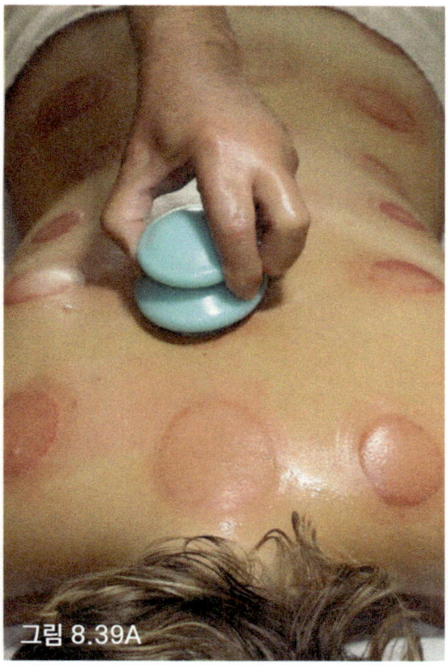
그림 8.39A

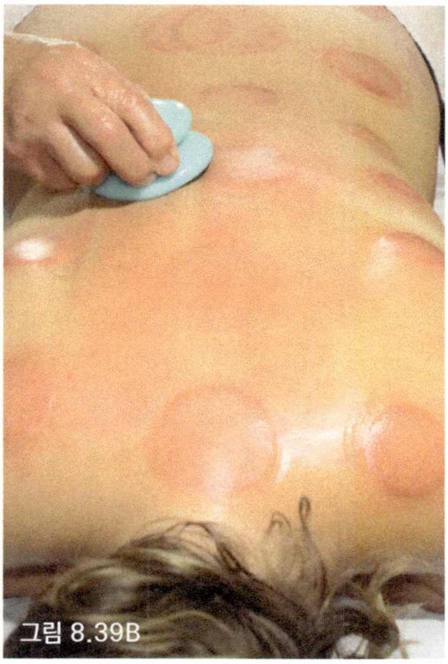
그림 8.39B

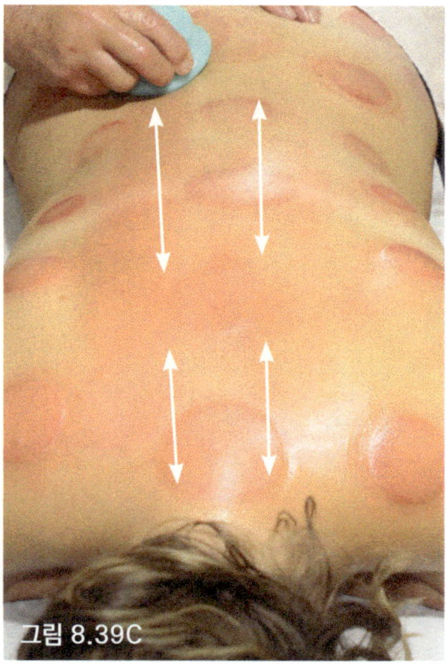
그림 8.39C

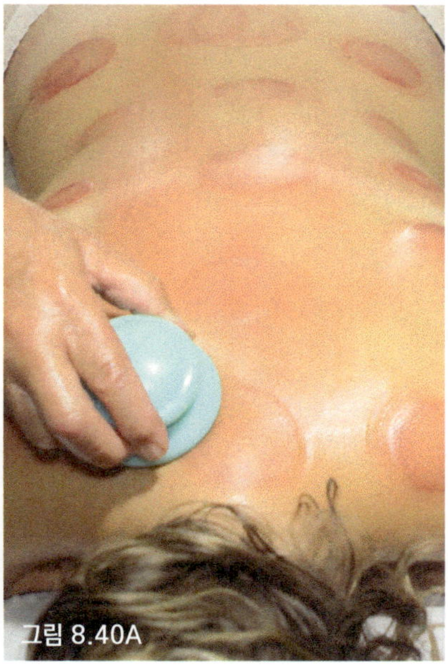
그림 8.40A

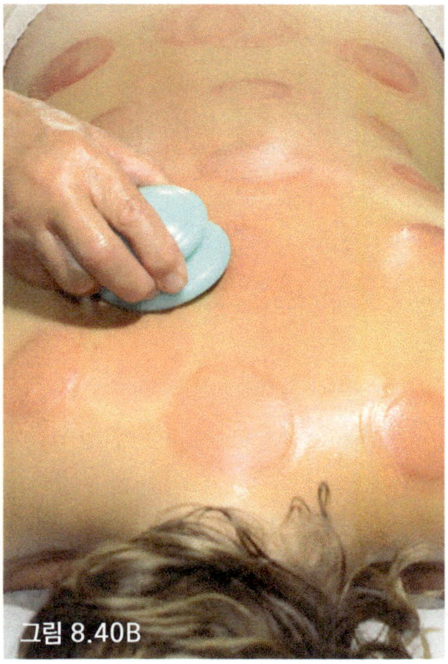
그림 8.40B

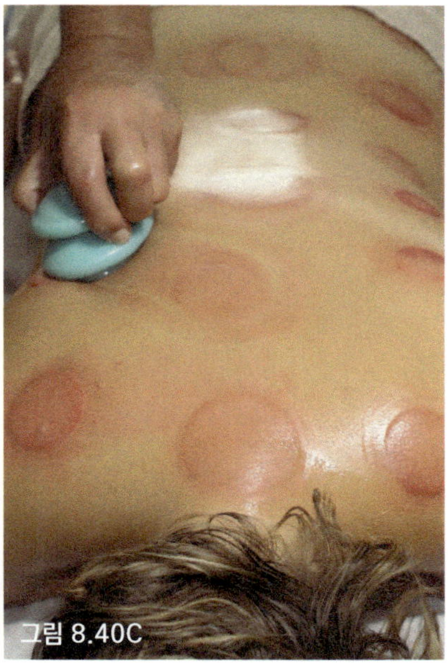
그림 8.40C

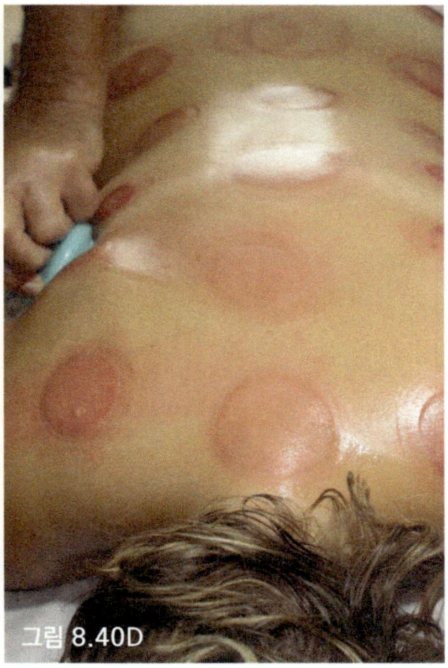
그림 8.40D

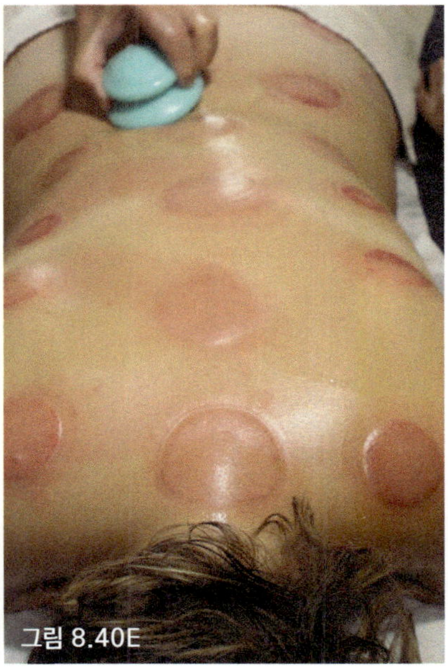
그림 8.40E

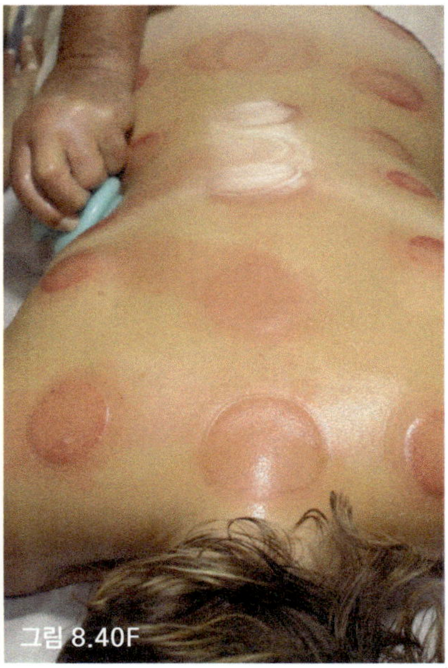
그림 8.40F

엉덩이와 다리를 위한 부항마사지 프로토콜
Cupping massage protocol for buttocks and legs

엉덩이 Buttocks

엉덩이 부항마사지는 엉덩이(볼기근)부터 시술을 시작하여 발 쪽으로 내려가면서 시술한다. 엉덩이를 구성하는 둔부 근육은 큰볼기근, 중간볼기근, 작은볼기근의 세 가지 근육이다. 부항마사지 중에는 중간볼기근과 큰볼기근만 자극된다.

부항 동작 1 마사지 오일을 시술 부위 전체에 도포한다. 엉덩이, 넙다리뒤근육, 엉덩정강근막띠 및 종아리 근육을 포함하여 다리 뒤쪽에 10~20개의 부항 컵을 5분 동안 중강도 유관법으로 시술한다(**그림 8.41A, B**).

부항 동작 2 부항을 제거한 후 고무 또는 실리콘 부항을 하나 선택한다. 부항은 시술자의 손바닥에 편안하게 맞는 크기를 골라서 전체 치료 과정 동안 시술자가 부항을 완전히 제어할 수 있도록 한다. 엉덩이 근육의 윤곽을 따라 가로 방향으로 부항을 움직이면서 척추뼈 기저부에서 시작해 엉덩이 쪽으로 시술한다. 동일한 동작을 5회 반복한다. 전체 엉덩이를 마사지하기 위해 매 동작마다 부항을 다른 위치로 이동하여 시술한다(**그림 8.42A, B, C**).

엉덩정강근막띠(장경인대) Iliotibial (IT) band

부항 동작 3 엉덩이 근육의 시술이 끝나면 부항을 허벅지 바깥쪽에 있는 엉덩정강근막띠로 이동한다. 부항을 아래 방향으로 긴 움직임의 주관법을 적용하여 무릎 바깥쪽(무릎뼈 인대)에 도달한다(**그림 8.43A, B**).

> **주의 사항**
> 많은 사람들에게 엉덩정강근막띠를 마사지하는 것은 고통스러운 경험이 될 수 있다. 마사지 오일을 추가로 바르고 가벼운 흡인력으로 부항을 적용하면 불편감을 줄일 수 있다.

넙다리뒤근육(슬괵근) Hamstrings

부항 동작 4 허벅지 위쪽에서 시작하여 부항을 무릎 뒤쪽과 엉덩이 쪽으로 밀어 넙다리뒤근육의 양방향을 마사지한다(**그림 8.44A, B**).

종아리 근육(장딴지근) Calf muscle (gastrocnemius muscle)

부항 동작 5 작은 부항을 사용하여 부항을 좌우로 움직여서 종아리 근육을 아킬레스건 쪽으로 마사지한다(**그림 8.45A, B**).

부항 동작 6 다리 마사지는 종아리 근육에서 시작하여 엉덩이 방향으로 부항을 올리며 다리 전체에 부항마사지를 한다.

한쪽에서 치료를 마무리하면 반대쪽으로 이동하여 위 동작을 반복한다.

발바닥 Sole of the foot (plantar aspect of the foot)

부항 동작 7 권총형 펌프 부항 세트를 사용하여 발바닥에 4~5개의 부항을 이용하여 유관법을 시술한다. 발바닥은 중강도에서 고강도 흡인력으로 오랜 시간 시술할 수 있다. 반사 요법의 원리에 따르면 발바닥은 내부 장기와 연결되어 있다. 이 영역은 특정 장기와 관련된 불균형을 감지하고 해소하기 위한 진단 및 치료에 사용할 수 있다(**그림 8.46**).

따뜻한 수건으로 두 다리를 5~10분 동안 덮어 치료를 마무리한다.

다리와 발 부항마사지의 기대 효과:

- 팔다리의 혈액과 체액 순환을 개선한다.
- 체액 저류 개선의 효과가 있다.
- 통증을 완화한다.
- 근육 경련 해소에 도움이 된다.
- 하지불안증후군을 개선한다.
- 림프 순환을 촉진한다.
- 셀룰라이트 감소에 도움을 준다.
- 이완 및 진정 효과가 있다.

발바닥 부항마사지의 기대 효과:

- 반사 영역을 자극하여 전신에 도움이 된다.

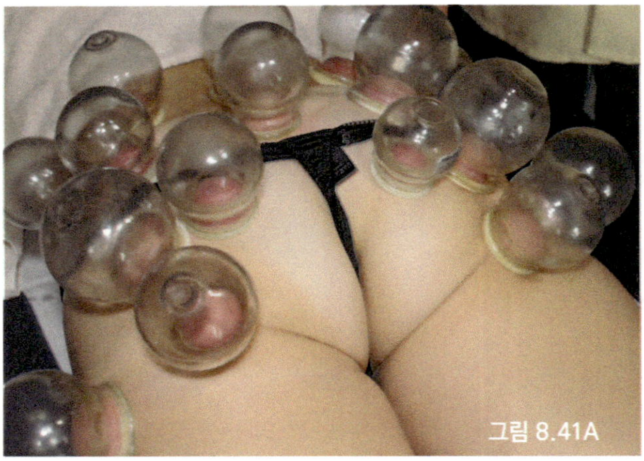

그림 8.41A

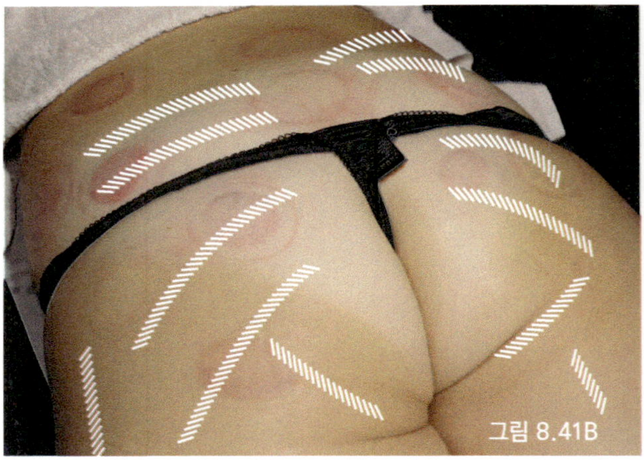

그림 8.41B

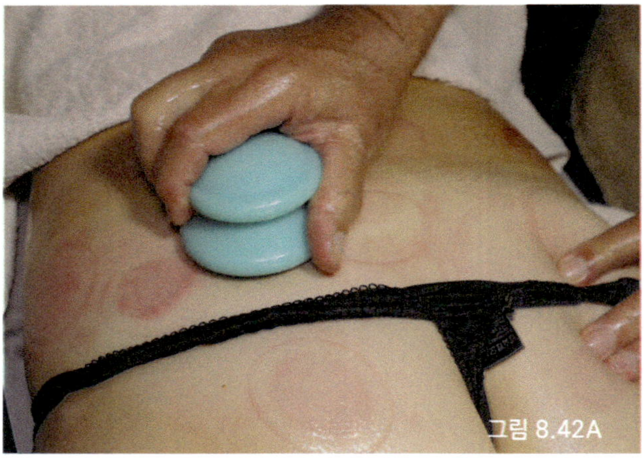

그림 8.42A

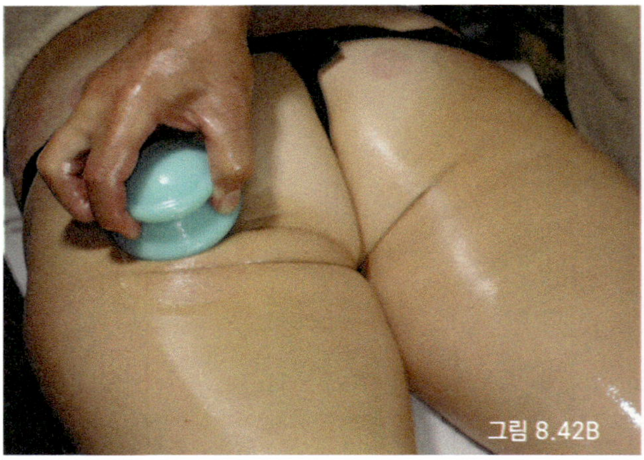

그림 8.42B

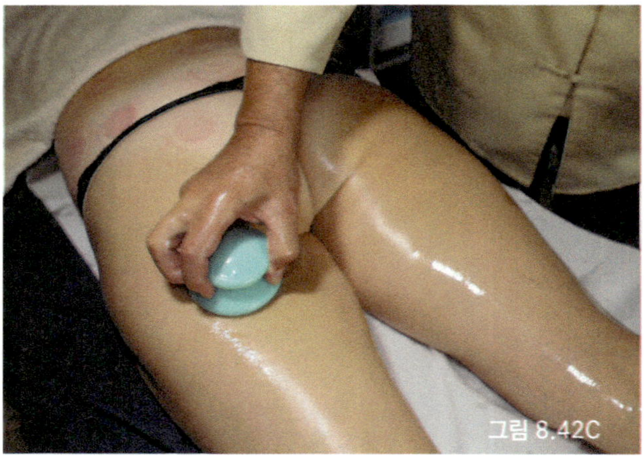

그림 8.42C

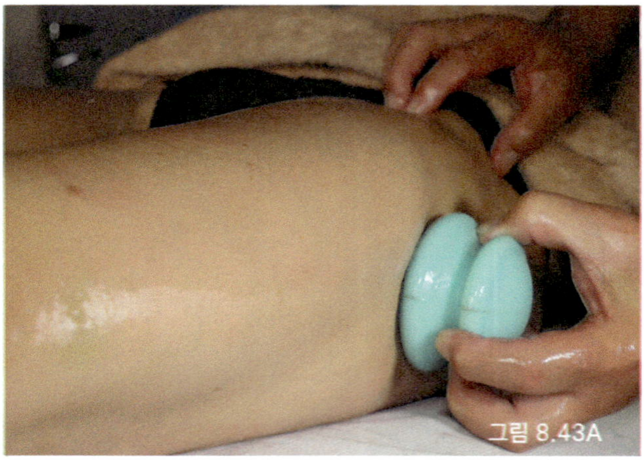

그림 8.43A

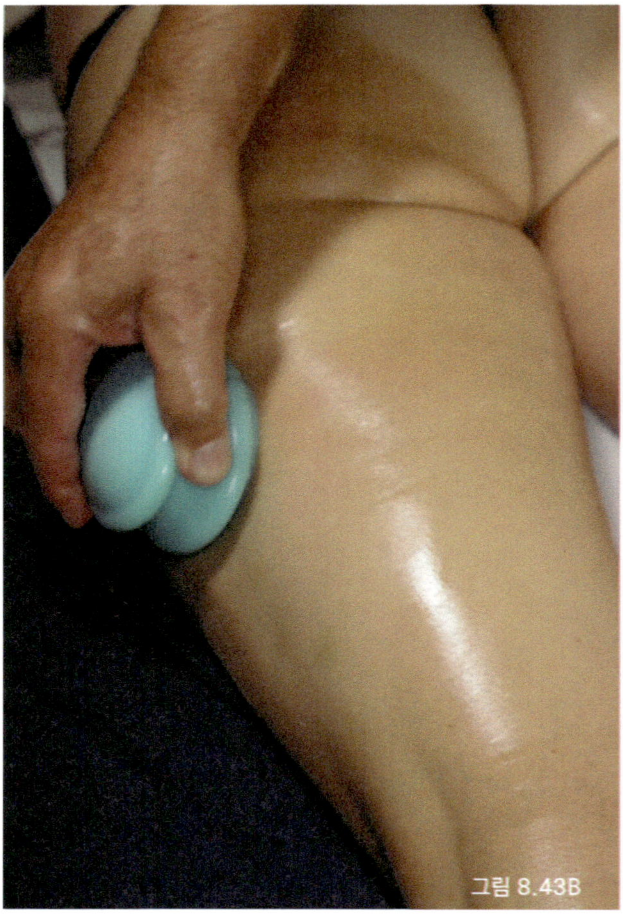

그림 8.43B

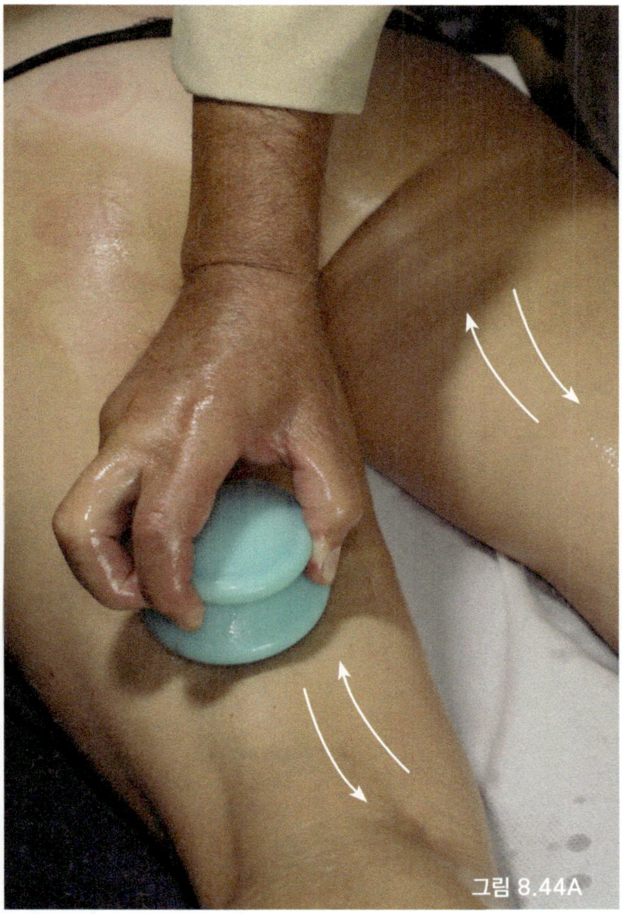
그림 8.44A

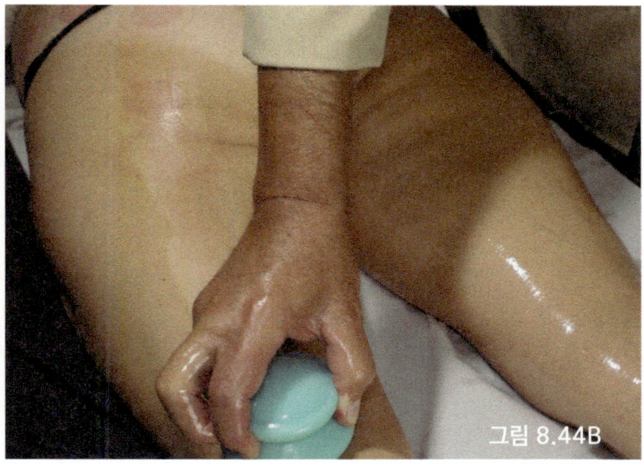
그림 8.44B

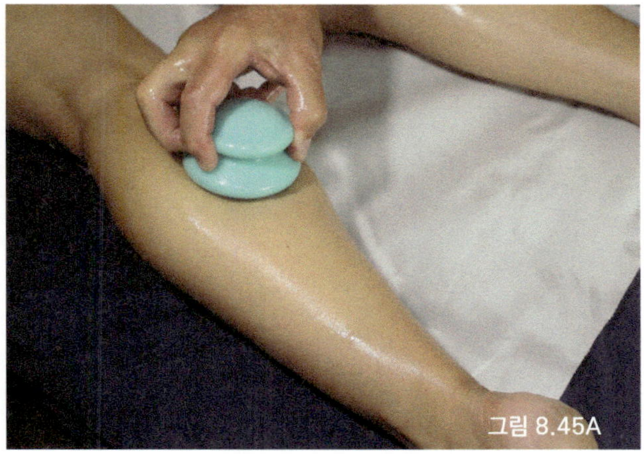
그림 8.45A

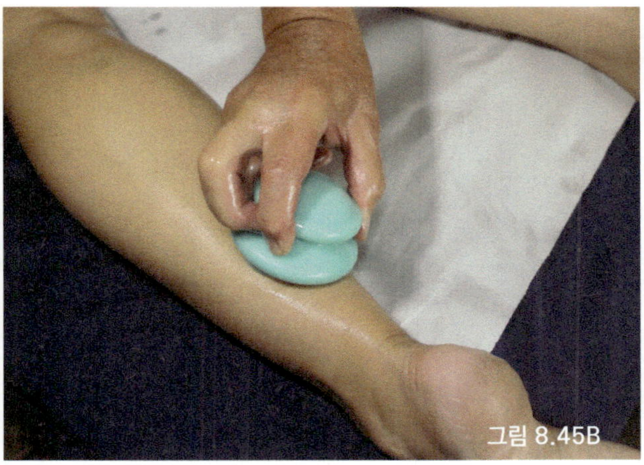
그림 8.45B

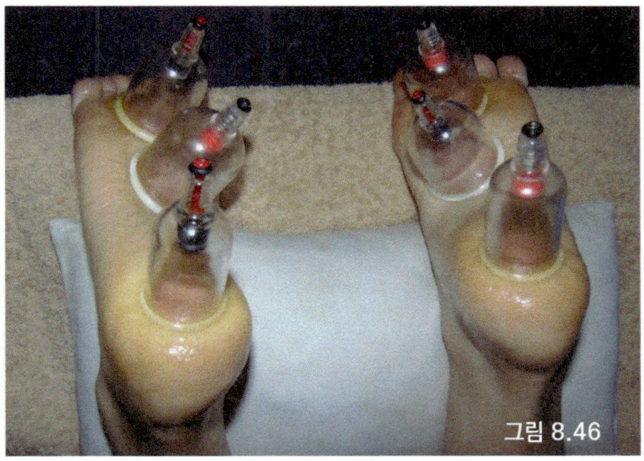
그림 8.46

그림 8.41A, B: 엉덩이와 다리 뒤쪽
그림 8.42A, B, C: 엉덩이 마사지
그림 8.43A, B: 엉덩정강근막띠
그림 8.44A, B: 넙다리뒤근육
그림 8.45A, B: 종아리 근육(장딴지근)
그림 8.46: 발바닥

제 9 장

자가 부항마사지

Self-Cupping Massage

자가 부항마사지는 편리하고 경제적인 이점을 제공할 뿐만 아니라 개인의 필요와 선호에 맞춰 시술 시간, 빈도, 속도 및 강도를 자유롭게 조절할 수 있는 장점이 있다. 대부분의 마사지 기술이 옷을 입은 상태로 시행되는 것과 달리, 부항마사지는 피부에 직접 시술되므로 다양한 압력을 사용하여 신체의 여러 부위를 탐색하고, 민감하거나 통증이 느껴지는 부위를 발견할 수 있다. 등을 제외한 전신에 자가 부항마사지를 시행할 수 있으며 손이 닿기 어려운 부위에는 연장관이 달린 부항 기구를 사용하면 도움이 된다.

마사지는 상체(얼굴과 목)에서 시작하여 발 쪽으로 진행하는 것이 일반적인 순서이다. 편안함과 실용성을 고려하여 가장 적절한 부항 기구를 선택하고, 이 책의 지침에 따라 시행한다(**그림 9.1A, B, C, 9.2A, B, C, D, E, 9.3, 9.4, 9.5, 9.6, 9.7**).

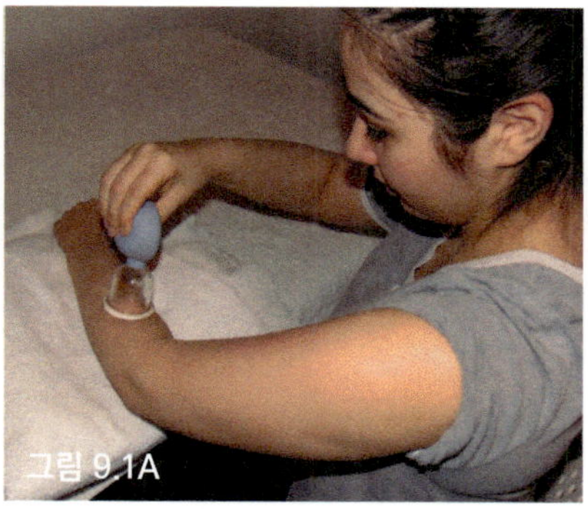

그림 9.1A

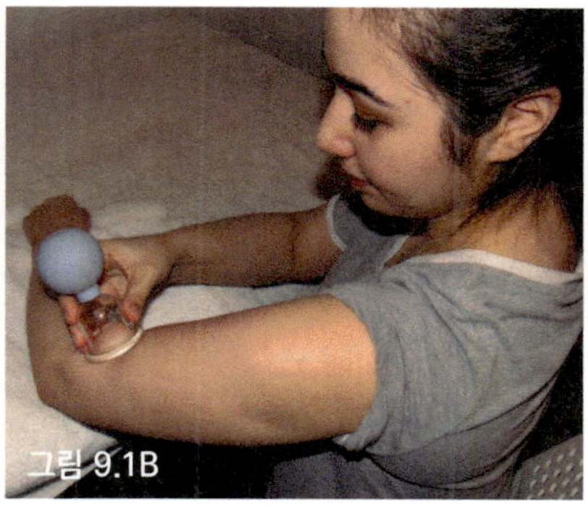

그림 9.1B

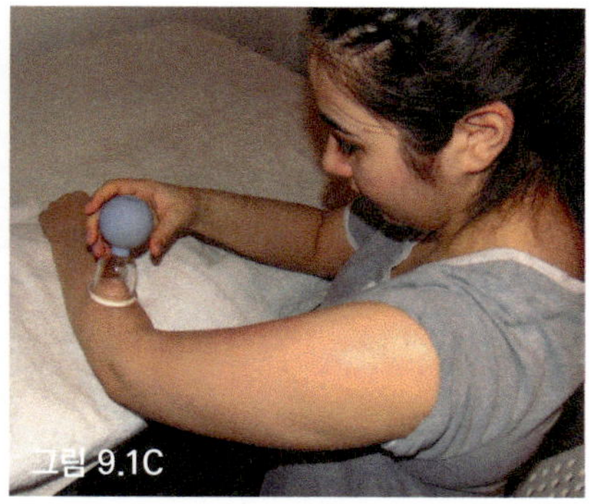

그림 9.1C

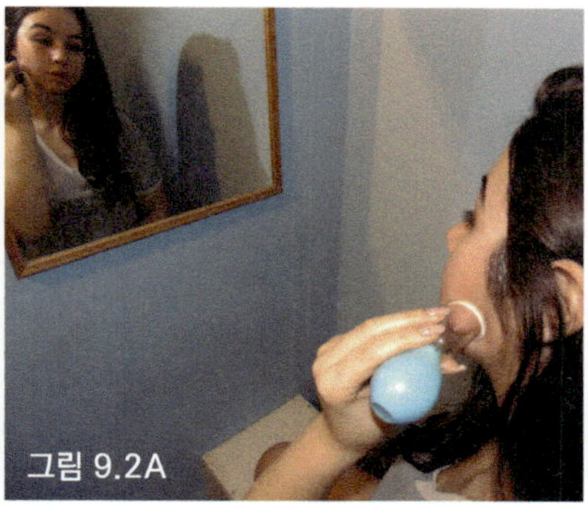

그림 9.2A

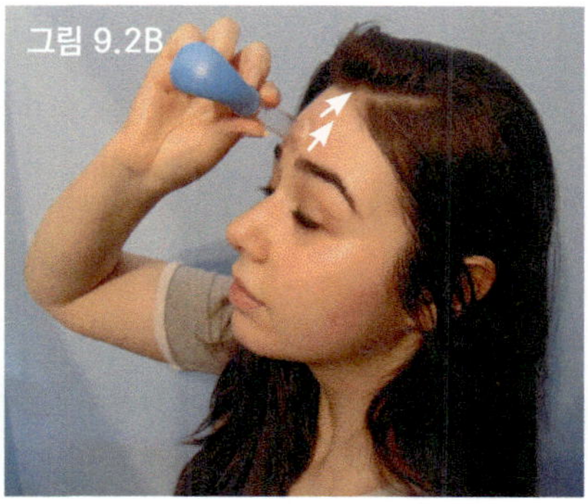

그림 9.2B

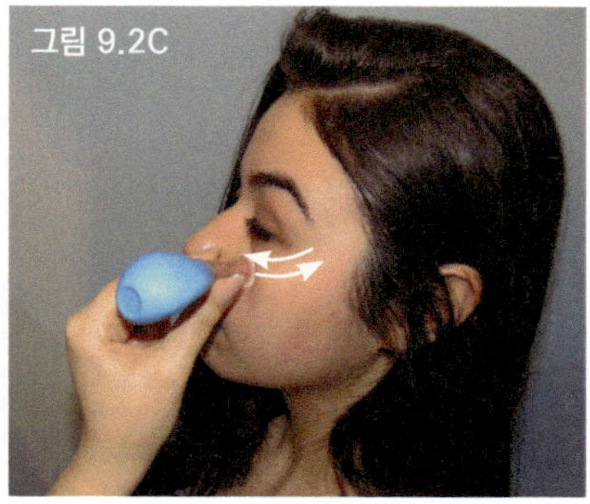

그림 9.2C

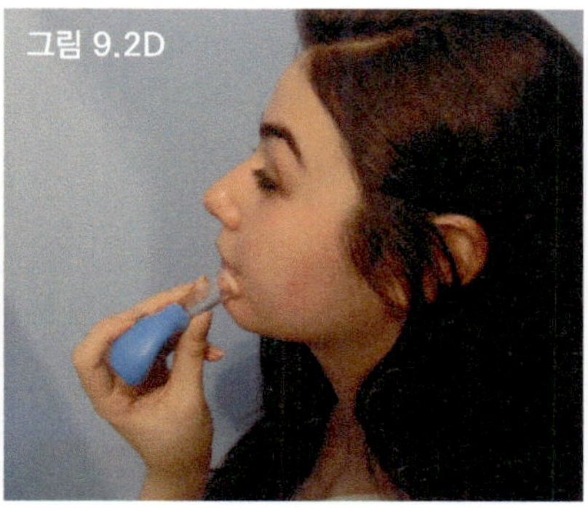

그림 9.2D

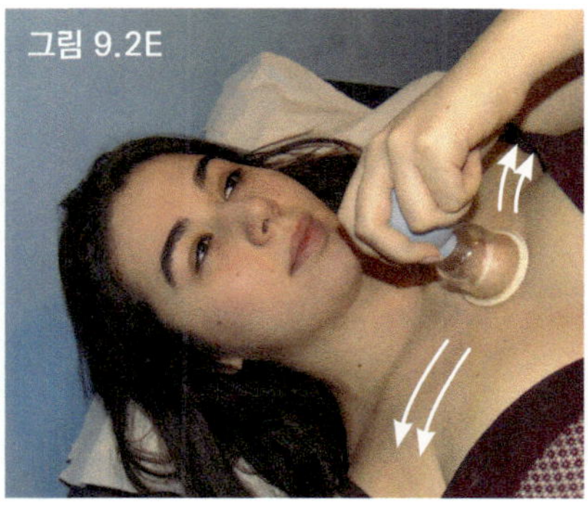

그림 9.2E

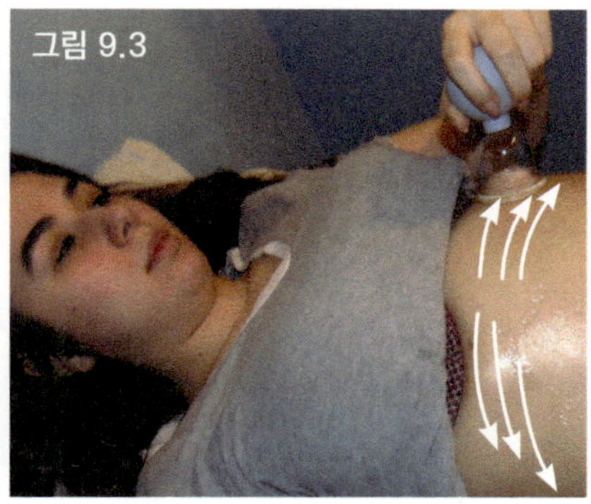

그림 9.3

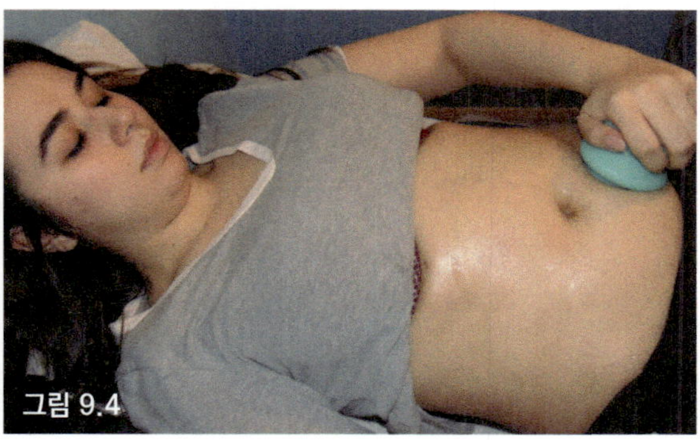

그림 9.4

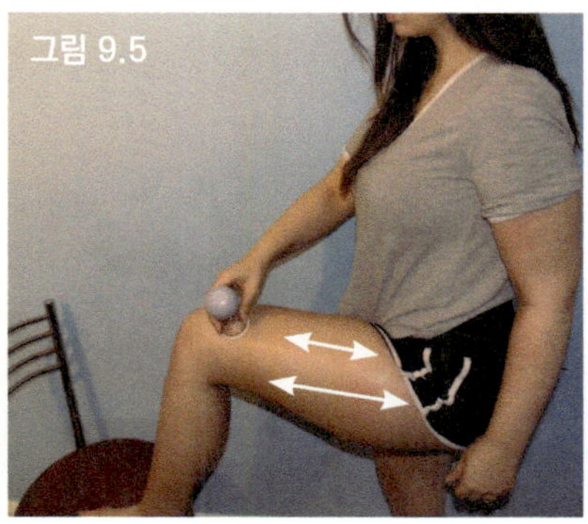

그림 9.5

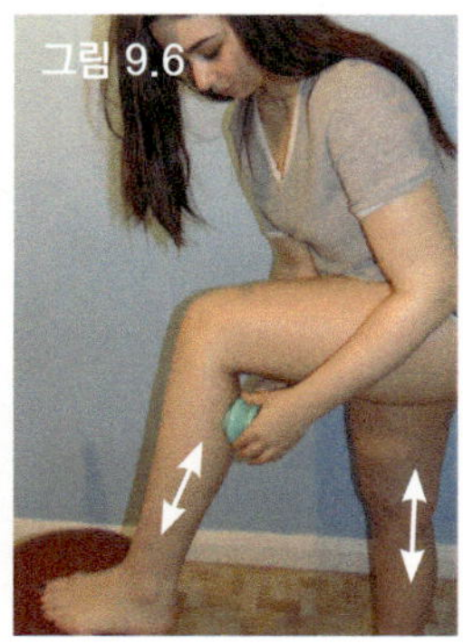

그림 9.6

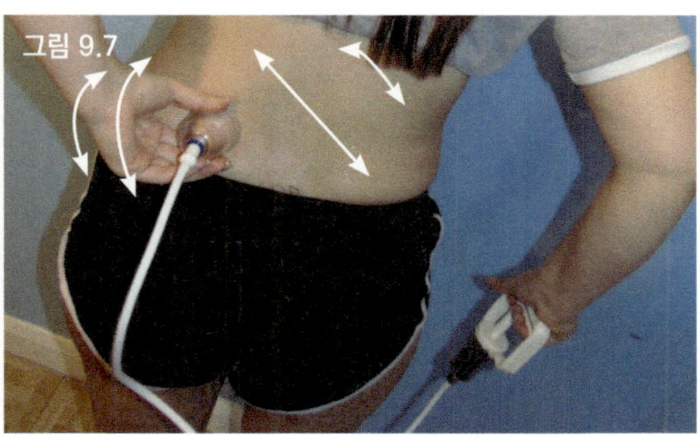

그림 9.7

그림 9.1A, B, C: 팔

그림 9.2A, B, C, D, E: 얼굴

그림 9.3: 가슴

그림 9.4: 배꼽

그림 9.5: 다리

그림 9.6: 넙다리뒤근(슬괵근)과 종아리

그림 9.7: 허리와 엉덩이

팔을 부항 시술의 첫 번째 신체 부위로 선택하는 이유는 얼굴보다 팔에서 부항 시술을 먼저 연습하는 것이 부항 술기를 익히기에 더 적합하기 때문이다. 팔에 부항 시술을 할 때는 팔을 테이블이나 의자 위에 올려놓고 앉는 자세를 취하는 것이 가장 편리하고 실용적이다.

팔 부항마사지를 시작하기 전에는 항상 마사지 오일을 충분히 바른다. 중형 또는 소형 실리콘 부항을 선택하고 부항의 윗부분을 누르면서 공기를 빼내어 팔에 부항이 고정되도록 한다. 원하는 정도의 흡인이 이루어졌다면 팔꿈치와 손목 사이에서 부항을 위아래로 움직이기 시작한다. 이 과정은 5회의 부항동작으로 충분하다. 다음 단계로, 팔꿈치와 어깨 끝 사이로 부항을 움직인다. 각각의 부항동작마다 부항의 주행 방향을 바꾸어 팔 전체를 마사지한다. 다음으로, 시술 부위를 아래팔 안쪽으로 옮겨와서 부항을 손목과 팔꿈치 안쪽 사이로 움직인다. 이때 권총형 펌프 부항 세트를 사용하여 손바닥에 중강도에서 고강도 유관법을 적용하여 팔 마사지를 마무리한다. 반대쪽 팔에도 같은 방법으로 부항마사지를 반복한다.

얼굴 부항마사지는 가급적이면 거울 앞에서 똑바로 앉은 자세로 하는 것이 가장 좋다. 이 자세는 거울을 통해 부항 시술에 대한 피부의 반응을 볼 수 있게 해주며, 그에 따라 흡인의 강도를 조절할 수 있게 한다. 제8장에 설명된 부항마사지 프로토콜(제8장 눈, 이마, 눈 아래, 입술, 볼, 턱, 턱 아래, 목 및 가슴 위쪽)을 따른다.

가슴 아래, 가로막과 복부 아래에 부항마사지를 할 때 가장 좋은 자세는 등을 바닥에 대고 바로 누워 있는 앙와위 자세이다. 복장뼈 끝에서 두덩뼈까지 가상의 중앙선을 그린다. 복부 상단과 가슴우리 아래에서 시작하여, 부항이 가로막 선을 따라 침대에 닿을 때까지 옆으로(바깥쪽으로) 움직인다. 그다음 아래로 하복부와 두덩뼈까지 내려간다.

같은 자세로 배꼽 부항마사지를 계속한다. 이 단계에서는 추가적인 마사지 오일이 필요할 수 있다. 배꼽 가장자리에서 시작하여 부항을 시계 방향으로 원을 그리며 움직이고, 움직임마다 원을 점차 확장한다.

다리의 부항마사지는 일어서거나 앉은 자세에서 모두 가능하다. 다리 근육의 상단에서 시작하여 부항을 무릎 쪽으로 움직인다. 같은 방법으로 다리 안쪽을 마사지하고, 엉덩정강근막띠(장경인대) 마사지로 마무리한다.

다리 뒤쪽 넙다리뒤근(슬괵근)과 장딴지근(비복근)은 시술하려는 쪽의 발을 의자에 올려놓고 서 있는 자세로 마사지하는 것이 가장 좋다.

허리와 엉덩이(대둔근)는 옆으로 누워서 마사지하는 것이 가장 적합하다.

부항요법을 통한 해독 Detoxification with cupping therapy application

해독이란?

'해독' 또는 '디톡스'는 신체 내부를 중금속, 독극물, 살충제, 유해 박테리아, 음식물, 약물 및 알코올과 같은 오염 물질로부터 세척하는 과정을 설명하는 데 자주 사용되는 용어이다. 우리 몸은 자체적인 정화 기능을 가지고 있지만, 무절제한 생활 습관으로 인해 신체 시스템에 과부하가 걸린 경우, 이 자가 정화 메커니즘을 효율적으로 수행하기 위해 외부로부터의 도움이 필요할 수 있다.

인체가 해독을 필요로 할 때 나타나는 신체 징후는 다음과 같다.

- 설명할 수 없는 두통
- 기상 시 느껴지는 지속적인 피곤함
- 원인 불명의 우울함
- 신체 부위에 나타나는 피부질환, 특히 가려움증
- 구취(입냄새)
- 근육통 또는 관절통
- 건망증
- 집중력 저하

림프계는 신체의 주요한 독소 정화 시스템 중 하나로 운동을 통해 활성된다. 혈액순환계(심혈관계)가 심장 근육에 의존하여 인체 내 산소가 풍부한 혈액을 공급하는 반면, 림프계는 신체 부위의 물리적 움직임, 즉 부항마사지 시술에 의해 영향을 받을 수 있다.

부항마사지를 통한 심부조직 마사지는 몸속 독소 제거 과정을 촉진하며, 이는 피부의 변화, 특히 부항 후 피부에 남는 자국의 색을 통해 실제로 관찰할 수 있다. 초기 3회의 시술에서 나타나는 검붉은색의 부항 자국은 높은 독성 또는 순환 장애를 나타내며, 시술이 반복됨에 따라 점차 이러한 자국이 사라지는 것을 볼 수 있다. 이는 독소가 감소하고 혈액 및 체액 순환이 개선되고 있음을 의미한다.

이 과정을 통해 사람들은 몸이 가벼워지고 깊은 잠을 자며 활기를 느끼고 근육통이 감소하며 불안이 줄어드는 등 전반적으로 더 긍정적인 상태를 경험하게 된다.

해독 부항요법 프로토콜 Detoxification cupping therapy protocol

해독 부항요법 프로그램을 시작하기에 앞서 환자의 배변 상태를 확인해야 한다. 변비의 유무와 지난 5일 동안의 배변 패턴을 파악하여 필요한 경우 완하제를 사용하여 매일 배변을 촉진하도록 조언한다. 다음으로 한약재를 사용하여 발한을 촉진시키는 것이 좋다. 발한을 통해 신체는 활성산소와 독소를 피부를 통해 배출할 수 있으며, 이는 해독 과정에 있어 중요한 역할을 한다. 부항요법은 피부를 자극하여 활성산소와 독소의 제거를 촉진한다.

해독 프로그램을 위한 식이요법과 한약재 기반의 약물 처방은 신체의 자연 해독 과정을 지원하고 촉진하는 데 중요한 역할을 한다. 환자가 알러지 반응을 보이지 않는지 확인한 후, 최소 5가지 한약재로 구성된 약물을 처방하며, 이는 식사와 함께 하루에 세 번, 0.5리터의 물에 1티스푼을 타서 복용하게 한다.

식이요법에서는 설탕, 과일, 튀긴 음식, 유제품, 붉은 고기 등을 피하고, 대신 섬유질이 풍부한 채소, 렌틸콩을 이용하여 갓 만든 야채 수프, 콩, 샐러드, 흑미 또는 현미, 생선, 방목 계란, 가금류(칠면조 포함)를 섭취하는 것을 권장한다. 또한, 우엉, 민트, 계피, 생강, 레몬밤, 민들레, 엘더베리, 야로우와 같은 허브 차의 섭취를 권장한다.

몸의 앞쪽

몸에 마사지 오일을 바른 후 30~40개의 부항을 사용하여 15분 동안 가슴, 복부, 다리를 포함한 몸의 전면부에 섬관법을 시술한다(**그림 9.8A**). 몸에서 모든 부항을 제거한 후 몸체의 앞쪽 및 뒤쪽 전체에 저강도 흡인력을 적용하여 주관법으로 마사지한다(**그림 9.8B**).

몸의 뒤쪽

몸의 앞쪽에 부항 시술을 마친 후에는 환자를 엎드리게 하여 어깨, 등, 다리를 포함한 몸의 뒤쪽에도 동일한 부항 시술을 반복한다(**그림 9.9A, B**).

숙련된 부항치료사는 화관법(온부항법)과 전통적인 섬관법을 함께 사용하여 3~4개의 유리 부항으로 시술할 수 있다. 경험이 부족한 경우에는 권총형 펌프 부항 기구(냉부항법)를 사용해도 동일하게 효과적일 수 있다. 이 방법은 발한을 촉진하고, 피부를 통해 독소를 제거하는 데 도움을 준다. 모든 과정이 끝나면 피부가 더 건강하고 활력을 얻게 된다.

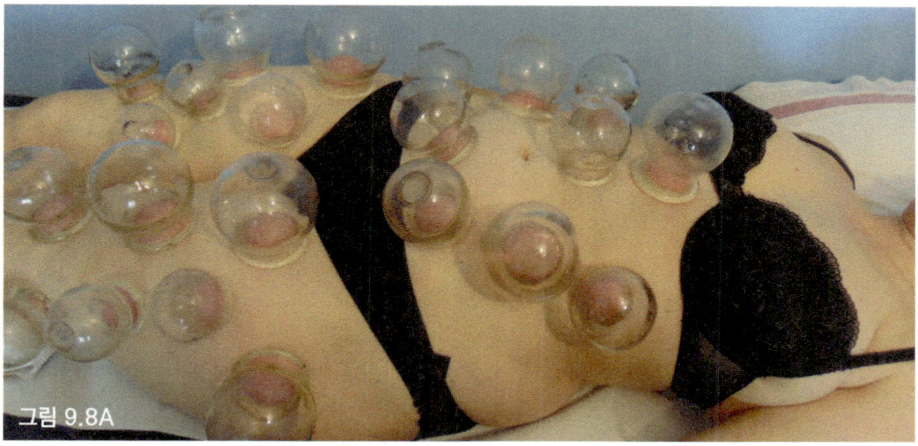

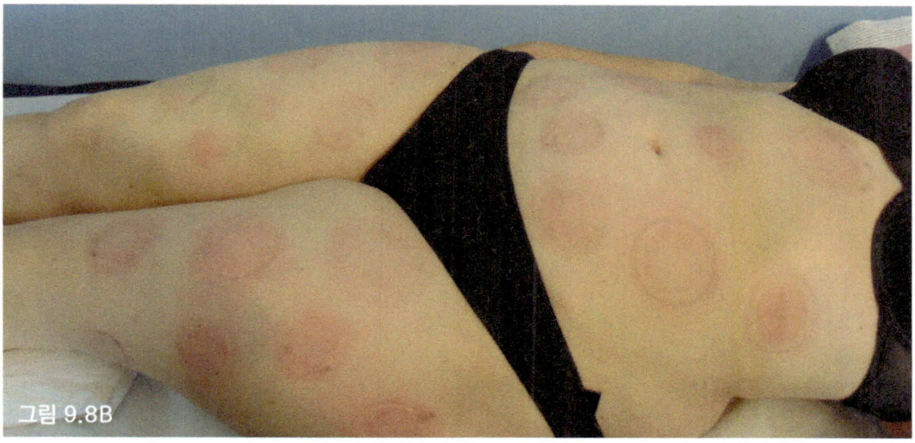

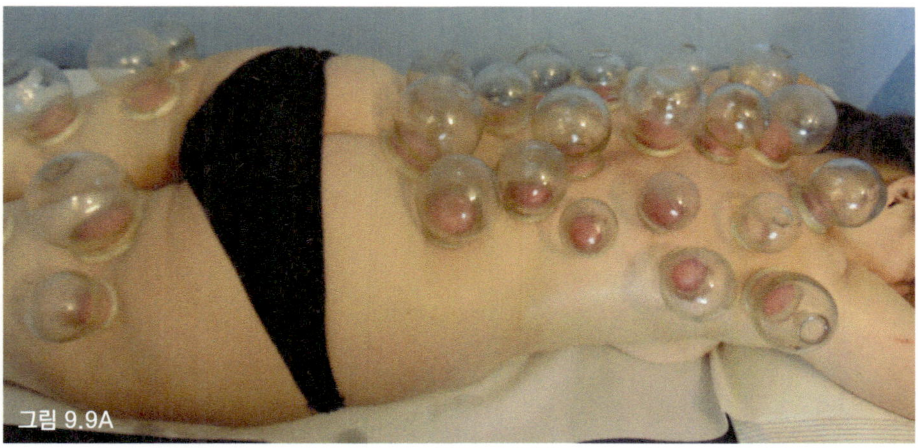

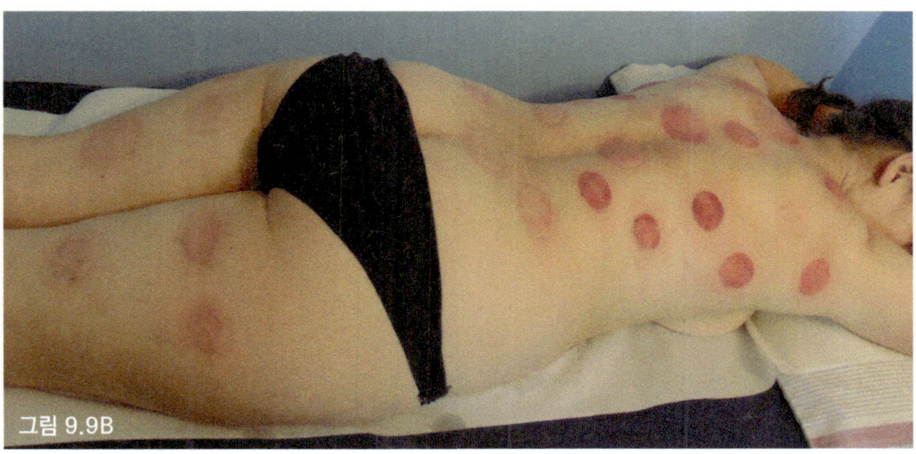

그림 9.8A, B:
몸 앞쪽에 섬관법 시술

그림 9.9A, B:
몸 뒤쪽에 섬관법 시술

제10장

부항요법은 얼마나 안전한가?

How Safe is Cupping Therapy?

일반적으로 숙련된 치료사에 의해 시술되는 부항요법은 매우 안전하며 부작용이 없다. 35년 이상의 임상 경험을 가진 치료사로서, 저자는 심각한 부항 시술 관련 사고나 손상을 목격한 적이 없다. 그러나 이것이 무자격의 부항 애호가가 시술하는 경우에도 문제가 없다는 의미는 아니다.

가장 흔한 부항요법의 사고는 다음과 같다.

- **건식부항 시술:** 불꽃이나 불이 붙은 알코올을 피부, 옷, 또는 머리카락에 떨어뜨리는 것; 피부에 어둡고 깊은 멍이 생기거나 물집이 생길 수 있다. 이러한 위험을 최소화하기 위해서는 일주일에 1~3회의 시술을 권장한다.
- **습식부항(자락관법) 시술:** 과도한 출혈과 피부 감염이 습식부항을 할 때 가장 흔하게 발생할 수 있는 부작용이다. 이 두 가지 모두 심각한 의료 상황이지만 사전에 주의만하면 완전히 피할 수 있는 상황이다. 출혈을 일으키는 습식부항의 시술 횟수는 한 달에 한 번을 초과하지 않는 것이 좋다.

부작용, 예방조치 및 금기 사항 Side effects, precautions and contraindications

부작용에는 다음이 포함될 수 있다.

- 부항 자국 또는 멍이 최대 3주까지 지속될 수 있음
- 시술 후 일시적인 어지럼증, 현기증 또는 메스꺼움
- 앉은 자세로 부항 시술 시 드물게 실신할 수 있음

예방 조치가 필요한 경우는 다음과 같다.

- 극심한 피로나 무기력을 호소하는 사람들을 치료할 때
- 공복 상태에서 부항요법을 시술할 때(예: 환자가 단식 중일 때)
- 임신 중(임신 첫 6개월 동안은 각별한 주의가 필요하며, 6개월 이후는 부항 시술을 해서는 안 된다.)
- 항응고제를 복용 중인 환자(시술로 인해 과도한 멍이 들거나 또는 경우에 따라 출혈이 길어질 수 있다.)
- 민감하거나 얇은 피부를 가진 사람을 치료하는 경우
- 고혈압 또는 저혈압 환자의 경우
- 피부가 얇아지고 멍이 들거나 혈관이 확장될 수 있는 국소 스테로이드를 사용하는 환자의 경우
- 어린이를 치료할 때: 어린이에 부항을 시술할 때는 각별한 주의가 필요하다. 4세 미만의 어린이는 부항요법을 해서는 안 된다.

부항은 다음 환자군에서 금기이다.

- 최근 타박상, 협심증, 심장 합병증 또는 모든 형태의 심장 수술에서 회복 중인 환자
- 불안, 우울증 또는 공황 발작과 같은 고조된 감정적 상황을 경험하는 환자
- 고열을 앓고 있는 환자
- 피부 감염이 있는 환자
- 탈수증 또는 심한 설사 또는 만성 설사를 겪고 있는 환자
- 림프종 환자
- 장기에 염증이 있거나 장기가 천공된 환자(예: 출혈 중인 위궤양 또는 십이지장궤양)
- 혈전증 또는 정맥염(표재성 혈전 정맥염)과 같은 염증이 진행 중인 환자
- 모든 종류의 종양이 있는 환자
- 빈혈, 혈우병 및 기타 출혈 질환과 같은 혈액 질환이 있는 환자
- 심부정맥혈전증(DVT) 환자
- 4세 미만의 어린이

다음 부위에는 부항을 피해야 한다.

- 하지정맥류 병변 부위
- 골절, 베인 상처 또는 화상과 같은 최근의 외상 부위
- 출혈이 지속되는 부위
- 피부 반점 부위

제 1 1 장

자주 묻는 질문

Frequently Asked Questions (FAQ)

부항요법은 안전한가?

그렇다. 이 책에 설명된 모든 부항요법은 제10장에 나열된 모든 예방 조치를 준수하는 숙련된 치료사가 시술하는 경우 안전하다.

부항요법은 아픈가?

일반적으로 부항 시술 중 피부에 느껴지는 당기는 느낌은 환자가 견딜 수 있는 정도이어야 한다. 부항의 흡인 작용으로 인한 당기는 느낌은 개인의 피부 민감도에 따라 차이가 있으며, 일부 사람들에게는 흡인력이 너무 강해 통증을 유발할 수 있다. 이러한 상황은 환자와 지속적으로 의사소통하며 적절한 흡인력을 조절함으로써 예방할 수 있다.

부항 부위에 꼭 출혈을 시켜야 하는가?

건식부항의 경우, 부항을 시술하기 전에 침치료를 받은 경우에는 때때로 치료 부위에서 소량의 출혈(몇 방울)이 발생할 수 있다. 그러나 건식부항 시술 자체 중에는 출혈이 일어나지 않아야 한다.

부항 시술을 피해야 하는 신체 부위는?

눈과 생식기 부위에는 부항을 시술하지 않는 것이 좋다.

부항 자국은 얼마나 오래 지속되는가?

일반적으로 희미한 부항 자국은 일주일 이내에 사라진다. 짙은 부항 자국은 최대 20일까지 지속될 수 있다.

각 부항 시술 시간은 얼마나 오래 지속되는가?

처음 부항요법을 시행하는 경우 각 해부학적 위치에서의 부항 시술 시간을 5분 간격으로 제한하는 것이 좋다. 시술 경험이 쌓이면서 시술 시간은 점진적으로 최대 30분까지 늘릴 수 있다.

부항 시술 후 약간의 피곤함과 졸음을 느꼈다. 정상인가?

그렇다. 혈액 및 림프의 순환 증가로 인해 일부 사람들은 부항 시술 후에 어지럼증, 졸림 또는 피곤함을 느낄 수 있다.

부항 시술 후 헬스를 하여도 괜찮을까?

일반적으로 부항 시술 직후의 격렬한 활동은 권장하지 않는다. 하지만, 종종 운동 경기를 앞두고 넙다리뒤근(슬괵근) 뭉친 곳에 주관법을 시술해서 좋은 결과를 얻은 적이 있다.

부항 시술 후 달리기를 할 수 있을까?

개별적인 근육 불편을 치료하기 위해 부항이 시술되는 경우 이 질문에 대한 대답은 무조건 '그렇다'이다. 그러나 피로, 허약함과 같은 체질적인 상태에 대한 치료인 경우에는 달리기를 피해야 한다.

부항 시술 전에 식사를 해야 할까, 아니면 공복에 시술을 받아야 할까?

공복, 배부른 상태 모두 피해야 한다. 시술 1시간 전에 가벼운 간식을 먹는 것이 가장 좋다.

부항 시술을 받기 가장 좋은 시간은 언제인가?

하루 중 언제든지 가능하다.

단식할 때 부항요법이 위험할까?

단식 중에는 건식부항이 적합하다. 습식부항은 저혈압을 유발할 수 있으므로 단식 기간 중에는 습식부항을 사용하지 않는 것이 좋다.

부항요법이 처방약에 방해가 될까?

그렇지 않다. 부항요법은 약물(양약)이나 한약의 의학적 특성을 바꾸거나 방해하지 않는다.

월경 중에 부항 시술을 받을 수 있을까?

그렇다. 부항요법은 월경 전, 중, 후 모두 가능하다.

부항 시술 후 목욕을 할 수 있을까?

그렇다.

부항요법이 피부 손상을 유발할까?

그렇지 않다. 이 책에 언급된 부항 시술 방법 중 어느 것도 영구적인 피부 손상을 일으키거나 초래하지 않는다. 하지만 앞서 언급한 것처럼, 일시적인 물집이나 부항 자국이 생길 수 있으며, 이런 경우에는 최대 20일까지 지속될 수 있다.

부항 시술 직후 일부 환자에게서 유독 부항 자국이나 멍이 쉽게 생기는 이유는 무엇인가?

한 가지 명확히 할 점이 있다. 부항 자국은 멍이 아니라 '반상출혈'이다. "*The English Medical Dictionary*[1]"에서는 멍을 '타박상 또는 타격으로 인한 피하 출혈이 발생한 부위로, 색깔이 어둡고 통증이 수반되는 피부 영역'으로 설명한다. 반면, 반상출혈은 피부 아래 모세혈관이 국소적으로 누출되어 피부가 *통증 없이* 변색되는 현상을 말한다. 예를 들어, 모든 혈액 항응고제는 피부 반상출혈을 유발할 수 있다. 개인적으로 이러한 효과를 '부항 자국(cupping marks)'이라고 부르는 것을 선호한다. 각 개인의 피부 민감도가 다르다는 사실을 고려할 때 일부 사람들에게서 더 쉽게 부항 자국이 생기는 것은 지극히 정상적이다.

1 Collin, P.H. (1987) *The English Medical Dictionary*. London: Peter Collin Publishing.

한 번에 보통 몇 개의 부항을 사용할까?

시술 받는 신체 부위에 따라 시술자는 한 번에 5~15개의 부항을 사용할 수 있다. 그러나 극동 국가에서는 한 번에 최대 60개의 부항이 사용되는 것이 매우 흔한 일이다!

코막힘이 있는데 얼굴에 부항 시술을 받을 수 있을까?

부항요법으로 막힌 부비동을 치료하는 가장 좋은 방법은 부드러운 부항 기구를 사용하여 최소한의 흡인력으로 국소 부위에 주관법을 시술하는 것이다.

제 1 2 장

진실과 근거 없는 믿음

Reality and Myth

많은 고대 치료 방법과 마찬가지로 부항요법에도 수많은 과장된 주장이 있었다. 우선, 부항요법은 마법이 아니다! 치유 과정은 시간과 인내가 필요하며, 세포는 하룻밤 사이에 회복되고 재생되지 않는다. 세포의 복구 메커니즘은 적절한 환경과 조건을 필요로 한다. 부항요법의 목적은 바로 이 회복에 필요한 신체 환경을 조성하여 복구 메커니즘을 작동시키는 것이다.

부항요법의 효과 Reality

- 부항요법은 혈액 미세 순환을 촉진한다.
- 부항요법은 림프 순환과 배액에 도움이 된다.
- 부항요법은 혈관 확장에 도움이 된다.
- 부항요법은 혈액 순환과 체액 순환을 개선하여 피부에 도움이 된다.
- 부항요법은 섬유아세포를 자극하여 콜라겐과 엘라스틴을 생성한다.
- 부항요법은 피로한 근육을 이완시키는 데 도움이 된다.
- 부항요법은 근육 회복 시간을 단축한다.
- 부항요법은 심부 조직 마사지 효과가 있다.

부항요법을 둘러싼 근거 없는 믿음 Myth

- 부항요법이 키를 더 크게 할 수 있다.
- 부항요법으로 암을 치료한다.
- 부항요법으로 암을 완치할 수 있다.
- 부항요법이 콜레스테롤을 낮출 수 있다.
- 부항요법이 당뇨병을 치료한다.

찾아보기

INDEX